# Cómo superar la depresión

Enrique Rojas

# Cómo superar la depresión

Qué hacer contra el mal de la tristeza

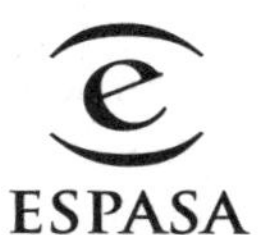

ESPASA

Obra editada en colaboración con Editorial Planeta – España



Diseño e ilustración de portada: Planeta Arte & Diseño
Fotografía del autor (contraportada): © Luis García Craus


Bajo el sello editorial ESPASA M.R.
Avenida Presidente Masarik núm. 111,
Piso 2, Polanco V Sección, Miguel Hidalgo
C.P. 11560, Ciudad de México
www.planetadelibros.com.mx

Primera edición impresa en España en esta presentación: enero de 2025
ISBN: 978-84-670-7538-0

Primera edición impresa en México: abril de 2025
ISBN: 978-607-39-2668-3



Impreso en los talleres de Corporación en Servicios
Integrales de Asesoría Profesional, S.A. de C.V.,
Calle E # 6, Parque Industrial
Puebla 2000, C.P. 72225, Puebla, Pue.
Impreso y hecho en México / *Printed in Mexico*

# ÍNDICE

*A mi hija del alma, Almudena.*
*La sencillez es la virtud de la infancia*

INTRODUCCIÓN

# Decálogo contra la tristeza

1. *La felicidad como proyecto*. La felicidad es el objetivo de la existencia humana. No se trata de una situación estática, sino dinámica, que está en movimiento. La vivencia de la felicidad es siempre perfectible[1]. Debemos saber que nuestra vida aspira a *la felicidad con argumentos*. Es un proceso que exige orden, constancia, voluntad y motivación; esos cuatro ingredientes son para mí los que habitan en la llamada *inteligencia instrumental*. Se minimizan los fracasos y se valora cualquier logro por pequeño que sea. *La felicidad absoluta no existe, hay que aspirar a una felicidad razonable*, en donde *amor, trabajo y cultura* dan lo mejor de sí mismos. *Enamorarse es crear una mitología privada con otra persona*, hacer

1. Este tema ha sido trabajado por mí en distintas publicaciones. Felicidad y proyecto forman un maridaje esencial. Véase mi libro *Vive tu vida*, Temas de Hoy, Madrid, 2013.

del universo una referencia a una única persona que se vuelve imprescindible. El trabajo es el acompañante diario de nuestro quehacer, por eso es tan nuclear el *amor por el trabajo bien hecho*. La cultura es libertad: *es la estética de la inteligencia*. También, *el privilegio del conocimiento vivido*. La cultura bien entendida nos lleva a aprender el camino hacia una meta verdaderamente valiosa. *La cultura es la artesanía del conocimiento, un saber de cinco estrellas que humaniza al ser humano y lo mejora mediante la ética y la estética.*

2. *Saber tomarse las cosas de la vida con sentido del humor*. El sentido del humor es patrimonio de las personas con buena salud mental. Es un componente clave de la actitud positiva. La amargura, el humor irónico y renegrido son rasgos de la personalidad pesimista, que ve y se detiene más en lo negativo que en lo positivo, en lo malo que en lo bueno. El sentido del humor es la salsa que adereza, en el día a día, las adversidades y reveses.
3. *Conocerse a sí mismo*. Este era el lema del héroe griego, alcanzar el propio conocimiento. Esto va a implicar dos cosas: *conocer la aptitudes* y *saber las limitaciones*. Una y otra envuelven a la persona. Ambas apuntan hacia la consecución de un mejor equilibrio psicológico, en donde la armonía, la llamada por los clásicos *ataraxia*, sea un punto de referencia hacia donde dirigirse. Este es un proceso complejo, alegre y doloroso, de pulir, quitar, añadir, mejorar, afinar as-

pectos, vertientes, aristas y zonas de cada uno para redondear la personalidad y la vida. *Una personalidad madura es un gran antídoto contra la depresión.*

4. *Desarrollar lenguajes interiores positivos*[2]. Desde que nace la psicología cognitiva sabemos que cada uno tiene una especie de monólogos interiores privados, que acompañan los pensamientos y las acciones. Es un susurro que se abre paso en nuestra mente, en forma de mensajes mentales, anímicos, *soto vocce*, que comentan, critican o aprueban la conducta. Es necesario aprender a mandarse uno a sí mismo mensajes positivos, *lenguajes cognitivos*, a base de una cascada de frases, de sentencias vivas que hacemos circular por nuestra cabeza, sin ruido de palabras, con garra, atractivas, que nos empujan a lo mejor. Así, por ejemplo, ante situaciones adversas y momentos duros podemos decirnos: «Ánimo, arriba, adelante, que puedes superar esto si te lo propones; crécete ante las dificultades y serás más fuerte; no te dejes vencer por esta derrota, sigue luchando sin desanimarte; el que vuelve a luchar tiene la mitad conseguido; los que siembran con lágrimas segarán cantando». Fabrica tus propias misivas, elabora una mensajería atrayente y vertical.

---

2. Todo está en nuestra cabeza. Remito al excelente libro de D. Kahneman, *Pensar rápido, pensar despacio*, Debate, Barcelona, 2012. El autor es psicólogo y premio Nobel de Economía en el año 2002, y sostiene la teoría de que todo depende de cómo interpretemos la realidad. Fabricar una mensajería mental privada es clave.

5. *Fortalecer la voluntad*. La voluntad es capacidad para hacer algo valioso pero que de entrada cuesta y se hace difícil. *Voluntad es capacidad para aplazar la recompensa*. Es hacer algo positivo para uno mismo, pero sabiendo que los resultados no serán inmediatos, sino mediatos. Constituye esta un eje central de la personalidad madura y bien construida. *Una persona con voluntad llega en la vida más lejos que una persona inteligente*. Si la voluntad está entrenada en una lucha constante, deportiva y alegre, será capaz de ponerse retos, exigencias, metas, objetivos concretos. *Si hay una voluntad recia, aparece la lucidez del perdedor*, que consiste en volver a empezar y poner de nuevo sobre la mesa los propósitos a alcanzar.
6. *Saber superar las crisis de la vida*. La asignatura más importante es *la vida*, que no es otra cosa que lo que hacemos, aquello a lo que nos dedicamos y los amores próximos y lejanos que nos envuelven. Comprendernos a nosotros mismos, tener capacidad para rectificar, perdonarnos a nosotros mismos y saber que el tiempo cura casi todas las heridas. Muchas depresiones tienen su origen en reacciones a acontecimientos adversos de la vida misma. No debemos dejar que los problemas nos venzan.
7. *Tener una concepción correcta del tiempo*. Que pasado, presente y futuro formen una ecuación sana, equilibrada, armónica. Lo cual podría quedar sintetizado en la siguiente fórmula: *una persona madura es aquella que vive instalada en el presente; tiene*

*asumido y superado el pasado con todo lo que eso significa; y vive empapada y abierta hacia el porvenir*. La capacidad para superar las heridas y traumas del pasado supone tener buena salud mental. «Cada uno es hijo de sus obras», decía don Quijote. Cada uno es el artífice de su propia felicidad.

8. *Tener el apoyo de la familia y los amigos*. Necesitamos la ayuda y comprensión de los demás. *La familia debe ser el recinto privado en donde se aprende a amar y donde mejor se siente uno comprendido.* Cada uno es como un *boomerang*: lo que se siembra en nosotros, eso es lo que se recoge. Si se siembra afectividad, confianza, perdón... se recoge eso mismo. Por esos entresijos planea la *amistad*, que no es otra cosa que *donación, confidencia y complementariedad*. Saber que en cada persona existe una gama cromática de la amistad, que va desde el conocido al amigo íntimo y entre uno y otro se abre un abanico de posibilidades y estilos amistosos rico y variado, que cambia en la forma, contenido y profundidad.
9. *Recurrir al psiquiatra cuando sea necesario*. El psiquiatra es el médico más humano que existe[3], aquel que debe ser *especialista en humanidad*. Pero con rigor científico y con psicología, ciencia y arte. Hay que tener presente que *en las depresiones endógenas la medicación es lo esencial; en las depresiones reac-*

3. Y no olvidemos la figura del psicólogo, hoy esencial en nuestra sociedad.

*tivas, la psicoterapia es la que lleva la voz cantante.* Hay que seguir las pautas terapéuticas diseñadas por el psiquiatra: tomar la medicación prescrita, cumplir las directrices apuntadas, hacer los controles de análisis propuestos, no dejar la medicación por voluntad propia, ni automedicarse. Es preciso recurrir al psicólogo siempre que sea necesario y saber que su labor es muy positiva, pues debe conocer lo que sucede dentro de uno.

10. *Búsqueda del sentido de la vida.* Es necesario descubrir qué es la vida, en qué consiste, para qué vivimos. Hay que buscar una *dirección*, saber hacia dónde vamos, de dónde venimos. Conocer y amar la verdad, lo que permanece por debajo del oleaje que ruge y se embravece, buscar lo que no es transitorio, ni pasajero, ni momentáneo, ni anecdótico... Dios a la vista. Dios que es amor. Con dos segmentos: el *microsentido* del día a día: sacarle el máximo partido a cada jornada, viviendo intensamente el momento, visión corta de la jugada de la existencia cotidiana; y el *macrosentido* de la vida: descubrir una visión larga de la jugada de lo que debe ser esta vida.

capítulo 1

# Las depresiones

## ¿Qué es en realidad una depresión?

Es la pregunta clave. La variedad que presenta este trastorno y las dificultades que el psiquiatra experimenta a veces en su labor diagnóstica hacen que necesitemos precisar su concepto, *pues existe en la actualidad un uso y un abuso exagerado de la palabra* depresión. También hemos comprobado que, pese a una mayor incidencia de la depresión en los tiempos modernos, lo cierto es que este trastorno ha existido siempre, desde los palimpsestos a los llamados *libros de los muertos* en Egipto, desde Mesopotamia a los escritos de los siglos V y VI.

Puesto que la enfermedad muestra diferentes manifestaciones de acuerdo con las circunstancias y las características de cada cual, es obvio que nos encontramos ante un término cuyo significado puede variar según el uso que le queramos dar. Así, en el lenguaje corriente, *depresión* se refiere a una sensación de malestar relacionada con síntomas como tristeza y angustia, pero también contrariedad, mal humor, frustración, como consecuencia de algo negativo que ha sucedido. A menudo lo que se conoce coloquialmente como depresión no es tal cosa, al menos desde el punto de vista médico. La frustración, la contrariedad o la tristeza son sentimientos negativos que surgen como reacción ante un hecho adverso, pero experimentar tales estados no supone ni mucho menos estar deprimido. La verdadera depresión es un estado de hundimiento terrible que cualitativa y cuantitativamente es mucho mayor que cualquier decaimiento producido por los avatares de la vida. *El sufrimiento de la depresión puede llegar a ser tan profundo que solo se vea como salida de ese túnel el suicidio.*

Para el especialista la depresión es un estado psicológico anormal producido tanto por *factores exógenos* (adquiridos) como *endógenos* (bioquímicos, inmotivados, hereditarios), entre los cuales cabe un espectro intermedio de posibilidades que se mueven en esos dos polos. Por eso hablamos de *depresiones predominantemente endógenas* y otras *preferentemente reactivas*. Por ejemplo, se puede hablar técnicamente de personalidad depresiva y predepresiva, ya que existen personas que debido a factores hereditarios y ambientales parecen predispuestas a sufrir este mal. Son las típicas personas pesimistas y tristes, que siempre piensan en negativo. Por supuesto, este tipo de sujetos solo son *propensos* a sufrir una depresión, pero su forma de ser no representa en sí misma una depresión (del mismo modo que una persona optimista puede padecer depresión en un momento dado de su trayectoria vital).

Cada época de la historia tiene su forma predominante de enfermedad y en la nuestra, se puede decir que la depresión constituye su expresión más acabada. La depresión es cosa muy antigua y existen datos relevantes para tipificarla desde hace muchos siglos, aunque en las últimas décadas los avances habidos han sido muy esclarecedores.

¿Qué significa la palabra *depresión*, qué contenidos se hospedan en su seno, cuáles son los ingredientes que residen en su geografía? *El término* depresión *es polisémico: tiene distintos usos y significados*. Vamos a clarificarlos:

1. Expresión que se utiliza en el *lenguaje coloquial*, que se ha popularizado y que hace referencia a un sentimiento mal delimitado, difuso, de pesar, como consecuencia de algo negativo que ha sucedido y que podría tener equivalencias con los sinónimos frustración, desagrado, molestia, disgusto, contrariedad, enfado, etc.
2. *Estado de ánimo normal*, sano, que se da como consecuencia de algo que ha sucedido y responde a algún acontecimiento penoso, que representa la pérdida de un bien o la imposibilidad de conseguir un objetivo concreto que uno se había fijado. En sentido estricto deberíamos hablar mejor de *reacción vivencial normal*, tomando cada palabra en sentido estricto y siempre que la respuesta afectiva esté en consonancia con el factor desencadenante.
3. *Estado de ánimo anormal* originado por un motivo o causa que actúa de estímulo desencadenante, pero

cuya respuesta es desproporcionada, a corto o medio plazo. Podemos manejar también la expresión *reacción vivencial anómala*. Sus principales características son:

a) se produce como consecuencia de una *vivencia*;
b) de aquí se deriva una reacción[4] que no habría sucedido si no existiera previamente esa motivación interna;
c) el contenido debe ser comprensible psicológicamente, es decir, hay relaciones de sentido claras y fácilmente captables, aunque desproporcionadas, excesivas, hipertrofiadas;
d) la evolución dependerá del acontecimiento en sí mismo y de la estructura de la personalidad sobre la que recae;
e) la intensidad y la duración de la misma deben ser estudiadas en el conjunto de la biografía, el momento actual, así como factores físicos, psicológicos, sociales y culturales.

4. Significa también un *tipo de personalidad*. Se ha hablado mucho de la *personalidad depresiva*, con un perfil preciso, como una forma de ser presidida por el pesimismo y la tristeza y una forma de interpretar

---

4. El *DSM-V [Manual diagnóstico y estadístico de los trastornos mentales]* (2013) de la American Psychiatric Association habla de *reacciones adaptativas,* caracterizadas por síntomas depresivos o ansiosos o del comportamiento o paranoides o mixtos, en respuesta a un estrés psicosocial que puede ser claramente identificable.

la realidad distorsionada. Se trata aquí de un individuo que *desde siempre*, desde que tiene conciencia de ser persona, tiene un modo de pensar negativo, apreciando más lo difícil que lo fácil, los contras que los pros. Quiero puntualizar que *tal sujeto no tiene una depresión, sino que es depresivo*; no es algo pasajero ni transitorio, sino permanente y asentado.

5. Otro concepto que quiero poner sobre el tapete es el de *la vida depresiva*, que consiste en una forma de vivir presidida por la monotonía excesiva, un gran aislamiento, falta de expectativas positivas, lo que va conduciendo a una progresiva desmotivación. Muchos pacientes comentan en una primera entrevista que llevan más de diez años con depresión y esta afirmación esconde en ocasiones esta modalidad depresiva que menciono. Una vez más se pone de relieve la importancia de una historia clínica biográfica sistematizada y completa, en donde datos de este tipo sean recogidos.
6. La depresión como *síntoma*. Es decir, como señal o signo que puede aparecer en muchas enfermedades generales e incluso psíquicas (pero que no sean depresiones en sentido estricto). Procesos cancerosos, enfermedades degenerativas, infecciones, endocrinopatías como el hipotiroidismo, pasando por enfermedades metabólicas o dolores crónicos de origen impreciso o de difícil curación. Desde el punto de vista psíquico, pueden aparecer síntomas depresivos en los estados de ansiedad, en las esquizofrenias (además

de los estados esquizoafectivos), en las fobias y en los distintos trastornos de la personalidad (aquí la denominación actual es la de *distimias*).

7. Como *síndrome*: conjunto de síntomas. Este se desglosa en una serie de expresiones clínicas, que siguiendo el modelo pentadimensional propuesto se quiebra en cinco apartados: esferas *somática, psicológica (vivencial), de conducta, cognitiva y asertiva* (referida a las habilidades sociales).
8. La depresión como *enfermedad*, que es su sentido más auténtico y genuino y la sitúa de lleno en el campo de la psiquiatría, la psicología y, en menor medida, de la medicina general. Se trata de una entidad clínica más precisa y mejor dibujada que tiene una etiología, una patogenia (modo de producirse el cuadro clínico), una sintomatología concreta, un pronóstico, una forma de prevenir las recaídas y, finalmente, un tipo de tratamiento específico.
9. La depresión como *estado*, concepto anglosajón que hace referencia a la totalidad de síntomas en un momento determinado del curso evolutivo.
10. Finalmente, la depresión como *síndrome de* burnout, que últimamente ha tenido bastante resonancia y que menciona una experiencia singular que puede ser definida de la siguiente manera: su nombre más popular es *el estar quemado* o síndrome de estrés laboral. También *síndrome del desgaste profesional*; «estar quemado» es la expresión del lenguaje coloquial, que en español ha pasado al uso común. Sus manifesta-

ciones son cansancio psicológico, pérdida progresiva de la energía para realizar las labores profesionales, agotamiento, fatiga crónica, irritabilidad, actitudes negativas ante el entorno tanto laboral como familiar que conducen a reacciones frías y deshumanizadas y todo ello envuelto en un sentimiento de escasa o nula realización personal.

*La tristeza es el centro de la depresión.* Suele ser así en la mayoría de los casos. Voy a ir dando las siguientes definiciones, una vez trazada la geometría de este vocablo. *Las depresiones son un conjunto de enfermedades psíquicas, que pueden ser endógenas o exógenas, de fondo hereditario o adquirido, cuya sintomatología está presidida por un descenso del estado de ánimo, al que se asocian cambios negativos en el campo somático, de conducta, cognitivo y asertivo.* Utilizo la palabra *depresiones* en plural, dado que existen muchas modalidades y, aunque debemos resumirlas todas en un grupo, la heterogeneidad de ellas es evidente.

Se ha discutido mucho si el síntoma más relevante es *el descenso del estado de ánimo*, que puede ser vivido como *tristeza, melancolía, apatía, decaimiento, falta de ilusión, abatimiento, desgana, aburrimiento profundo, pérdida del sentido de la vida, desesperación, hundimiento*... Hay muchos matices entre unas y otras, eso es evidente, pero en todas ellas late una misma vivencia: el humor melancólico, el dolor moral, un sufrimiento psicológico mezcla de profunda infelicidad y una tristeza honda que es vivida como incapacidad para proyectarse en el futuro. Para un gran número de estudiosos es la *tristeza* el principal ingrediente que sintetiza todo esto, aunque otras se presentan de forma más relevante en el terreno físico, en el de la conducta, en el cognitivo o en el asertivo; de ahí la dificultad para hablar de forma rotunda. De otra parte, en los últimos años los cambios operados en ellas son extraordinarios.

Hoy sabemos que muchos depresivos no están tristes, sino aburridos o con molestias somáticas desparramadas por distintos territorios de la geografía corporal o que muestran trastornos de conducta o distorsiones en la forma de pensar o que presentan serios problemas en las habilidades sociales.

Por ello, al buscar lo esencial de la depresión, yo prefiero recurrir a la expresión *cambio negativo del estado de ánimo*, porque pone de relieve lo que sucede y además enfatiza la posible mezcla con otras manifestaciones físicas y psicológicas: desde ansiedad a dolores o molestias corporales, pasando por desajustes de la personalidad, fobias, obsesiones o delirios. Vale también el *descenso del estado de ánimo*, pues baja el tono vital psicológico de forma ostensible objetiva y subjetivamente.

Las depresiones, en plural, forman un grupo de trastornos del humor o del estado de ánimo o del campo afectivo, que agrupan un *continuum* entre dos modalidades contrapuestas, la *endógena* (bioquímica, inmotivada, de fondo hereditario) y la *exógena* (reactiva, motivada, de fondo adquirido), entre las cuales emerge un complejo abanico de posibilidades clínicas. Hablamos en plural, como la diversidad, variedad, estilos, abundancia y modos de presentarse esta, que originan un territorio depresivo extenso y proteiforme, de una variedad en formas y contenidos extraordinaria, en donde a veces la clasificación de todo lo que se da dentro se hace difícil y resulta complicado agruparlo de forma ordenada. Junto al estado de ánimo deprimido, existe una disminución o pérdida del interés por casi todas las actividades, falta de energía y dificultades físicas y mentales que originan una seria alteración de la vida ordinaria, tanto de manera privada como pública.

Hoy el tema se ha desplazado hacia una serie de criterios básicos para poder estudiar las depresiones, siguiendo este esquema: forma de aparición, contenido, número de síntomas, duración, sistema de diagnóstico más fiable, pronóstico (o predicción del curso evolutivo), principales hallazgos biológicos y tipo de tratamiento a ensayar. Algunos de estos principios quedan bastante en el aire, pues al haberse popularizado el diagnóstico de depresión, la estabilidad del mismo es con frecuencia poco consistente y con el paso de un cierto tiempo este cambia, se modifica o es matizado de otra manera.

Bajo estas premisas podemos ofrecer una definición general: las depresiones son un conjunto de enfermedades psíquicas, hereditarias o adquiridas, con una sintomatología determinada a la que se asocian cambios negativos de tipo somático, psicológico (vivencial), conductual, cognitivo y asertivo.

Lo que está claro es que se trata de un trastorno que produce un gran dolor moral, una mezcla de infelicidad y tristeza combinada con una total ausencia de expectativas de futuro.

## ¿Por qué aparecen las depresiones?

La sociedad desarrollada moderna, con sus prisas y exigencias, parece haber fomentado cierta proliferación de las depresiones. Al menos así se desprende de las estadísticas y la experiencia clínica, ya que los trastornos depresivos, junto a las alteraciones de la personalidad, se han convertido en las entidades clínicas más frecuentes. Por otra parte, se ha podido comprobar que la forma de las depresiones ha evolucionado y que a menudo interactúan con otros problemas de tipo nervioso o físico. Uno de los rasgos más notables en esta evolución es la tendencia a convertirse en crónicas. ¿Cuál es la razón? Sin duda una combinación de factores entre los cuales podemos destacar la ruptura del tejido social tradicional. En nuestros días es cada vez más habitual la existencia de familias monoparentales, con frecuencia fruto de divorcios previos o parejas de hecho sin más o parejas de hecho rotas y vueltas a rehacerse.

Por otra parte, es notable la capacidad de las depresiones para ocultarse bajo la apariencia de otras enfermedades, lo que a menudo dificulta el diagnóstico. En muchas ocasiones la persona acude al médico de cabecera aquejada de síntomas imprecisos que pueden confundirse con un trastorno de tipo físico. Ante tales casos es necesaria una colaboración estrecha entre la medicina interna y la psiquiatría, pues no debemos olvidar que *la depresión ha cambiado de vestido* y junto a las formas clásicas comienzan a despuntar otras variedades depresivas, a veces muy complejas.

La dispersión de los síntomas, ese borrado de los límites

claros de la depresión tal y como era estudiada hasta hace pocas décadas, requiere especialistas alertas que presten atención a ciertos detalles, en particular al hecho de que síntomas que en otro tiempo se consideraban secundarios ahora pueden ser de capital importancia. Por otra parte, a la hora de elaborar un diagnóstico, el médico debe centrarse en cada síntoma por separado y tener siempre en cuenta que la comorbilidad (asociación de patologías distintas) es muy corriente. Por ejemplo, depresiones asociadas a fobias, obsesiones y, en casos extremos, esquizofrenia. La situación puede en ocasiones llegar a tal punto que no es posible establecer un diagnóstico unificado, sino que hay que analizar por un lado lo sustantivo, es decir, los rasgos que definen el trastorno, y por otro lo adjetivo o accesorio. Este es un problema añadido a la hora de fijar un diagnóstico, ya que puede ocurrir que el paciente no esté realmente deprimido, sino que se sienta triste de forma natural por la razón que sea. O bien que estando en realidad deprimido no se sienta en absoluto triste, sino «enfermo». A veces el trastorno se manifiesta en fases que se repiten con cierta periodicidad y otras veces el mal es permanente.

Aunque se barajan diversos factores ambientales, personales, laborales y hasta hereditarios como posible causa de las depresiones, lo cierto es que muchas veces ni siquiera parece haber un disparador aparente. Por este motivo resulta fundamental el análisis de la historia vital y clínica del paciente para buscar antecedentes que hayan ejercido influencia en la aparición y desarrollo de la enfermedad. La vida es un continuo puente entre el pasado y el futuro. La existencia se basa en una suma entre nuestra experiencia y nuestros recuerdos y los proyectos y expectativas que albergamos. Entre unos y otros se eleva el siempre fugaz presente. La depresión puede representar una ruptura de ese puente. El paciente depresivo debe recordar que la vida es siempre un proyecto, un viaje hacia delante. Pasado, presente y futuro constituyen nuestras tres dimensiones vitales. La persona psíquicamente sana vive empapada de futuro y la pérdida de expectativas puede ser una de las causas fundamentales de la depresión.

En la génesis de la depresión debemos valorar en primer lugar la influencia de dos factores básicos: la tristeza y la inhibición.

## ¿Tristeza o inhibición?

Con mucha frecuencia no está claro si en el origen de algunas depresiones se encuentra primero la *tristeza*, una congoja del ánimo, o una mera *inhibición*, la sensación íntima de no tener ganas de hacer nada, de estar como bloqueado o ralentizado. Cada autor manifiesta una opinión al respecto, aunque en la práctica clínica parece haber quedado demostrado que se trata de dos sentimientos independientes, si bien coordinados, ya que la inhibición suele ser fruto de la tristeza previa. La tristeza[5] (y la preocupa-

5. La tristeza y sus sinónimos son lo que define realmente la depresión.

ción) es un sentimiento esencialmente reactivo; la inhibición, que adopta formas diferentes, es un componente que se asocia a diversos trastornos nerviosos, entre ellos las depresiones.

Así que en primer lugar debemos analizar qué sentido tienen los sentimientos de inhibición dentro del padecimiento depresivo. En general, la inhibición se manifiesta en depresiones ya avanzadas, cuando el paciente se siente incapaz de hacer nada ni de emprender ningún proyecto. En casos extremos la persona afectada ni siquiera tiene ganas de hablar con las personas que le rodean, lo que supondría un ejemplo radical de inhibición. Es como una lucha entre el querer y el no poder: la capacidad de acción está ahí, pero resulta inoperante. Los pacientes suelen describir esta situación de manera muy expresiva: no hay un mal físico, pues el enfermo no se encuentra imposibilitado, simplemente carece de intencionalidad para actuar, como si hubiera una ruptura entre el yo y el mundo exterior.

Esta separación entre el sujeto y el objeto se produce como resultado de la inmersión del depresivo en su propio mundo de negatividad. No se siente capaz de compartir la vida con los demás, ni de emprender acciones o proyectos. Perdido el interés por las cosas, el proceso depresivo tiende a autoalimentarse: el enfermo se encierra en sí mismo, busca lo negativo en todo, se culpabiliza de cualquier cosa, sus relaciones se vuelven problemáticas y se sumerge en pensamientos penosos del pasado o plenos de incertidumbre hacia el futuro…

El término *inhibición* a menudo resulta un tanto inconcreto para estudiarlo como ingrediente básico de las depresiones, por lo que vamos a dividir este síntoma en cuatro variedades que describiremos someramente a continuación. Se trata de bradipsiquia, inhibición psicomotriz, apatía y despersonalización.

1. *Bradipsiquia*. El paciente nota que ha perdido el ritmo habitual de vida. Siente que todo va más lento, que las cosas son más pesadas. Tiene dificultades para expresarse, para tener ideas, para comunicarse, para recordar lo que acaba de hacer. Se mantiene en silencio o solo habla para lamentarse. El llanto es frecuente. Hay una inmersión en un mundo interior cada vez más oscuro.
2. *Inhibición psicomotriz*. Es lo que podríamos llamar *inhibición en sentido estricto*. La atención y la capacidad de estímulo-respuesta se reducen de manera notable. Falta expresividad y se cae en la inacción. Bloqueo, paralización, estar como parado.
3. *Apatía*. Constituye un estado intenso de indiferencia. Las relaciones se descuidan, así como el arreglo personal y el aseo. La afectividad está sin vibración.
4. *Despersonalización*. El paciente siente que «no es el mismo que antes». Este no es un rasgo exclusivo de la depresión, ya que se encuentra en muchos otros trastornos psíquicos, pero puede ser un buen indicativo. Algunos pacientes se extrañan de ver su rostro en el espejo, como si fuera el de otro, o como si estuviera cambiando. Cuando la extrañeza del yo llega

a un punto extremo, el paciente empieza a sentirse desligado de la realidad.

En definitiva, la vida es movimiento, por lo que la inhibición asociada a la depresión constituye todo lo contrario: un freno. En tal sentido podemos describir la inhibición, rasgo fundamental del trastorno depresivo, como ese obstáculo interno que no nos deja hacer nada. Es el triunfo de la pasividad, que si no se controla puede llegar a dominar por completo la vida del enfermo, que se deja llevar y se encierra en un círculo vicioso autodestructivo. En una situación así el depresivo profundo puede terminar perdiendo el contacto con la realidad.

## Diferencias entre la tristeza normal y la tristeza depresiva

Existen tres variedades de descenso del estado de ánimo o cambio negativo de la afectividad o tristeza vital. Tanto si tomamos una como otra, los adjetivos a utilizar son *vital*, *psíquico* y *vitalizado*.

*Descenso del ánimo vital* (clínicamente depresivo): es el propio de la depresión. Sus características motivacionales, de sentido, de intensidad y duración, vivenciales, etc., van a configurar una fisonomía bastante precisa que permitirá distinguirla de las otras dos submodalidades. Es la tristeza depresiva.

*Descenso del estado de ánimo psíquico*: es el que se produce en el hombre psicológicamente sano. Es motivado.

Se produce por algo. En consecuencia, no necesita tratamiento.

*Descenso del ánimo vitalizado*: es aquel cambio negativo de la afectividad que, teniendo inicialmente un motivo o una causa, al aumentar su intensidad y alargarse su duración se va desligando de su génesis, haciéndose independiente, autónoma. A este mecanismo de transformación se le llama *vitalización*. La tristeza psíquica se convierte en vital, se vitaliza, toma ya un derrotero propio y peculiar.

Jaspers estableció los criterios fundamentales para establecer las características de una reacción vivencial, que hoy llamamos, según los criterios de la American Psychiatric Association, *reacción adaptativa*.

1. La reacción no se habría producido de no haber existido esa experiencia previa.
2. El contenido de la reacción tiene relaciones psicológicas comprensibles con la vivencia. Comprender es buscar relaciones de sentido. Captar la unidad de conexiones con el todo, de forma que se establezca como un círculo hermenéutico, a través de la dialéctica posición-oposición, tesis-antítesis. Pero no hay que olvidar que toda comprensión puede ser interminable, ya que siempre va a terminar en dos fronteras que la limitan: la biológica y la psicológica. Comprender es esclarecer y poner en evidencia. Pero en psicopatología descansa sobre el comprender y el explicar. Buscar motivos y causa a la vez.
3. Por lo que respecta a su comienzo y evolución, una y

otra dependen de la raíz vivencial inicial. Aquí arrancan las reacciones cristalizadas, las retardadas, etc. Las diferencias que van a existir entre la forma psíquica (o normal) y la endógena o vital (patológica) van a quedar establecidas a través de los siguientes puntos:

En cuanto a los *motivos* hay que subrayar que la psíquica está producida por acontecimientos negativos evidentes (objetivables y que pueden ser expresados como pérdida en sentido genérico: de un ser querido, de algo material, psicológico, espiritual, etc.). Ello significa un impacto displacentero. El sujeto está decaído, triste, con pesar, pero tiene motivos para ello. Decimos en el lenguaje coloquial: «Comprendo que estés triste, me pongo en tu lugar y entiendo lo que te sucede».

En la forma vital o endógena no existe nada de lo anteriormente apuntado, aunque el enfermo, a base de tanto escudriñar en lo que le ocurre, termina racionalizando tanto que fabrica falsas razones que le permiten de alguna manera justificar su estado anímico. Ante un observador imparcial, como debe ser el psiquiatra, dichas razones no tienen peso, ni valor, ni densidad para ser la génesis de ese estado psicológico. La pericia psicopatológica consistirá entonces en desmontar esos falsos argumentos, poniendo el análisis cada cosa en su sitio. El interrogatorio del médico debe cubrir aquí los seis puntos que debe estudiar todo buen cronista: quién, qué, cómo, cuándo, dónde y por qué.

En cuanto al *sentido*, podemos decir que mientras la psíquica lo tiene, ofrece una dirección, se produce por algo, como consecuencia de, la vital tiene un sentido más oscuro y complejo, que nos pone sobre la pista de algo no comprensible: es la naturaleza, lo físico, lo biológico, lo que está por medio.

## Cuando la depresión se asocia a otro trastorno

Con la palabra *comorbilidad* describimos la asociación de dos o más enfermedades que pueden ser tanto físicas como psicológicas y que perviven en el paciente durante un tiempo determinado. La combinación de síntomas produce casos específicos a los que hoy en día se presta gran atención, ya que la evolución clínica del afectado varía mucho dependiendo de las patologías que sufra.

En el caso de las depresiones, la combinación más habitual es la asociación de depresión mayor con un trastorno de la personalidad. A mediados de la década de 1990, Keller y Klein comprobaron estadísticamente que al menos el 62 % de los pacientes depresivos mostraban esta comorbilidad específica que se denomina *distimia* o *síndrome distímico*. Podemos adelantar que este nuevo término sustituyó al antiguo de *depresión neurótica*.

La combinación de depresión y ansiedad, o depresión ansiosa, es muy frecuente. En este caso el psiquiatra debe evaluar qué factor predomina, si la ansiedad o la depresión, para poder emitir un diagnóstico adecuado. Murphy y sus colaboradores indicaron en 1984 que la comorbilidad ansioso-depresiva se da en el 12,5 % de los pacientes. Además, este doble trastorno a menudo va asociado a otros.

El llamado *trastorno distímico,* o simplemente *distimia*, consiste en una especie de depresión crónica, en donde la tristeza se prolonga durante varios años, siendo no muy severa, con fatiga, baja autoestima, alteración del ritmo del sueño, indecisión, desesperanza y en ocasiones un trastorno de la personalidad (a menudo de tipo depresivo). Es un verdadero reto para el psiquiatra captar su complejidad y ensayar un tratamiento amplio, correcto y eficaz.

Otro caso de comorbilidad es la asociación de depresión mayor e insomnio. En este caso, no obstante, existen dudas, ya que a menudo los problemas del sueño no constituyen una patología en sí mismos, sino que son un síntoma de la depresión y a veces de la ansiedad.

La comorbilidad de la depresión con otras enfermedades psíquicas es muy importante y la clave radica en establecer con claridad qué vino antes o qué es *lo sustantivo* y qué es *lo adjetivo.*

La comorbilidad es variadísima y por ello tanto el psiquiatra como el psicólogo deben estudiar al paciente desde distintos planos si quieren establecer un diagnóstico correcto. En este sentido podemos evaluar cinco líneas básicas de análisis, siguiendo los criterios de los *ejes* del *DSM-V-TR*:

1. Trastornos clínicos. Se refiere sobre todo a alteraciones del estado de ánimo, costumbres alimentarias, problemas del sueño, etc.
2. Trastornos de la personalidad: apartado muy importante, pues en un estudio estadístico, de una muestra

de 89 depresiones, el 91,3 % aparecen asociadas a un trastorno de la personalidad bien tipificado.

3. Enfermedades físicas. Se trata de valorar las que pueden influir en el trastorno psíquico. Pueden ser de muchos tipos: infecciones, problemas oculares, alteraciones nerviosas, tumores...
4. Problemas psicosociales y ambientales. Es fundamental en el tratamiento actual de las depresiones, ya que partimos de la creciente desestructuración social que conduce a la soledad, a la descomposición de la familia, las dificultades económicas y laborales...
5. Evaluación global: incluye el nivel de actividad general de ese sujeto. Es muy útil emplear la *escala de evaluación de la actividad global* (EEAG), que nos da un resultado preciso. Mide la actividad psicológica, laboral y social.

## ¿Cómo se reconoce la depresión?

En general, la depresión cursa con síntomas que describimos en otras partes de este libro, pero que a grandes rasgos son tristeza, abatimiento, cansancio físico y moral, apatía, indiferencia, ansiedad, crisis de miedo o incluso pánico, insomnio, hipocondría, inhibiciones, fobias, alteraciones de la personalidad... Es corriente que aparezcan asociadas ciertas alteraciones físicas, sobre todo de tipo digestivo, así como dolores de cabeza. En la mayor parte de los casos el paciente no es capaz de encontrar la causa de lo que le sucede, lo que aumenta su extrañeza y ansiedad.

Las depresiones se reconocen mediante la entrevista médico-enfermo en primer lugar, un encuentro especial entre dos personas, una que explica lo que le sucede y otra que va preguntando. Saber preguntar requiere un conocimiento adecuado de la materia en cuestión. Saber escuchar es un arte. Después vienen los tests, los cuestionarios psicológicos, las escalas de evaluación de conducta y, por supuesto, los informes que el propio sujeto escribe sobre sí mismo y su historia desde dentro. *La depresión se reconoce por sus síntomas nucleares.* Todo el material informativo es sintetizado y apresado por el psiquiatra y el psicólogo. *El trabajo de elaborar una buena historia clínica está erizado de dificultades*; requiere oficio y esto necesita tiempo y conocimiento de la materia.

En el proceso depresivo se aprecian unos episodios diferenciados. Se trata de lo que llamamos *brote*, *fase*, *reacción*, *desarrollo* y *proceso*. *Brotes, fases* y *reacciones* serían de evolución aguda, mientras que desarrollos y procesos mostrarían un carácter crónico.

El *brote* representa una manifestación súbita y aparatosa del trastorno, que deja después una secuela en toda la psicología, como deterioro, que es lo que se conoce como *defecto*; un ejemplo típico es la esquizofrenia, cuya trayectoria final se denomina *esquizofrenia residual.*

Una *fase* es la aparición repentina de un suceso psicopatológico que una vez transcurrido permite que el sujeto vuelva a su estado anterior o normal, en el que se encontraba. Las fases pueden ser intensas, pero en general duran poco y son reversibles; la curación es completa. Por lo general, entre fase y fase (en las *depresiones recurrentes*) no suelen existir síntomas y los síntomas depresivos suelen variar de una fase a otra. Las depresiones bipolares presentan más fases y una mayor facilidad para hacerse crónicas.

Se llama *desarrollo* a un cambio gradual, secuencial, progresivo, lento, sucesivo, que va modificando la conducta de forma negativa, lo que conduce a lo largo del tiempo a una persona distinta, portadora de una rica psicopatología. El ejemplo más rotundo es el llamado *desarrollo anómalo de la personalidad*.

La *reacción* es la respuesta biológica o psicológica a un estímulo concreto, que puede dar lugar a algo inmediato, relativamente cercano, lejano o mediato (a un cierto largo plazo). Un ejemplo son las *reacciones depresivas*, también llamadas *depresiones exógenas*.

Un detalle importante es que en ocasiones los síntomas cambian de una fase a otra o al menos así lo percibe el paciente. Es entonces cuando dice aquello de «notaba estas molestias hace tiempo, pero estaba tan acostumbrado que ni me daba cuenta». Hoy sabemos también que entre fase y fase depresiva pueden intercalarse otros síntomas, por lo que no hay un periodo verdaderamente asintomático. Otras veces un grupo de nuevos síntomas desplaza a la sintomatología inicial e incluso se recuperan antiguos trastornos, como le ocurrió a un paciente mío aquejado de depresión bipolar. Años atrás había sufrido problemas de asma y ahora, entre fase y fase, experimentaba un tipo de ansiedad con síntomas respiratorios, digestivos o dolores de cabeza.

En cuanto al *proceso*, es una conexión de vivencias enlazadas a lo largo del tiempo. Representa una alteración constante y acumulativa de la vida psíquica. Esta terminología técnica puede resultar algo confusa, pero es de extraordinaria utilidad para su estudio, la forma de aparición de los síntomas, evolución, primeras manifestaciones clínicas, etc. Como de costumbre, el médico debe tener en cuenta estas posibilidades a la hora de analizar la situación de su paciente.

Por todo ello, ofrecer un cuadro general de la sintomatología de la depresión es una tarea didáctica, consistente en ordenar todos los síntomas y clasificarlos en un esquema de psicopatología sistemático. Además, los síntomas físicos y psíquicos pueden alternarse entre sí y sustituirse.

La depresión, además, puede analizarse desde otros campos: vivencia, intensidad, duración, rendimiento, descenso vital, plano axiológico, somatotropización y plano psicomotor. Los veremos ahora con más detalle en relación con los tipos de depresión ya estudiados, particularmente desde los puntos de vista de la depresión vital y psíquica.

En el plano de la *vivencia* nos encontramos con lo siguiente. La psíquica es experimentada como algo hondo, pero sobre la que puede producirse una paulatina recuperación cuando esta se digiere. Por el contrario, en la vital la vivencia es más profunda, se percibe como irremediable y sin salida (esto es lo que le sucede al enfermo con un trastorno depresivo mayor, sobre todo si este es bipolar, que es la forma más acabada y completa del mismo). Este nota una especial falta de resonancia afectiva, como un no-poder-estar-ya-más-triste.

Esto se demuestra cuando a un depresivo endógeno, en pleno acmé de su fase, le sucede una nueva desgracia psíquica: lamenta no poder ponerse más triste. La experiencia interior es de vacío, anestesia emocional, imposibilidad para tomar parte activa en el mundo afectivo, tener como seca la vida afectiva... Esto me decía un enfermo mío con cierto poder de introspección. Dicho de otra forma, las vivencias son distintas tanto cualitativa como cuantitativamente.

En cuanto a la *intensidad*, hay que decir que la forma psíquica, aun siendo el factor o factores desencadenantes de gran envergadura, nunca llega a tener el impacto de la vital. Un sujeto se recupera de la muerte de un ser querido con el paso de los días, pero no supera una depresión mientras no se le aplique un tratamiento correcto.

Está claro que existen muchas formas depresivas enmascaradas y larvadas que pasan inadvertidas y, por tanto, no son diagnosticadas. Ello quiere decir que tienen un curso natural. Toda experiencia traumática, si se estudia su evolución longitudinal, se puede observar que tiende a disminuir su intensidad a medida que cronológicamente se va alejando de aquel momento. No sucede así en las depresiones endógenas.

Con respecto a la *duración* podemos decir lo mismo que en torno al punto anterior. La experiencia psíquica es menos prolongada por regla general, aunque también depende de la importancia y del significado del factor vivencial: del hecho mismo considerado en cuanto al perímetro y la personalidad del individuo sobre el que recae. La depresión vital es más permanente. A medida que se alarga en el tiempo y mantiene un nivel suficiente de intensidad se va a abrir a través de ella la posibilidad de que salgan las tres preocupaciones fundamentales de todo ser humano: la preocupación por la salud del cuerpo, del alma y del aspecto material de la vida. Todas son suprapersonales. El narcisista se siente enfermo, el hombre religioso se siente culpable y/o condenado y el *homo economicus* percibe amenazado su patrimonio personal.

Con respecto al *rendimiento*, es un apartado que se pone especialmente de manifiesto en varias dimensiones: profesional, práctica, intelectual (lectura, interés y curiosidad por temas, indiferencia hacia la información de la actualidad, etc.), familiar, social y cultural, sobre todo. En el cambio negativo de la vida afectiva de naturaleza psíquica descienden bruscamente todos estos rendimientos, pero a medida que pasan los días y que el sujeto digiere la vivencia, se va recuperando y vuelve paulatinamente a ser el que era.

En el *descenso vital* (clínicamente depresivo) la trayectoria suele ser a la inversa. Lentamente va deprimiéndose el individuo. Esta es la forma habitual de producirse la aparición depresiva. Por ello el rendimiento no empieza a calibrarse negativamente hasta que ha transcurrido ya un cierto curso evolutivo: junto al descenso de ánimo y la inhibición, descubre que no está a la altura habitual en su trabajo, en sus capacidades centrífugas, familiares, etc. La instalación es lenta, pero una vez alcanzada es más profundo su impacto, más duradero, y conduce, en muchos casos, a una baja laboral o a un paréntesis en las tareas habituales.

Con respecto al *plano axiológico*, tiene como centro de referencia los valores. De una parte, los *personales* (es decir, aquellos que pueden incorporarse a la propia existencia) y de otra los *suprapersonales* (considerados a nivel general: el sufrimiento personal ayuda a descubrirlos). Fue Wundt quien, desde la psicología científica, reconoció la insuficiencia de la clasificación de los sentimientos según el binomio placer-dolor. El mismo defendió, a finales del siglo XIX, tres direcciones fundamentales de los sentimientos: placer-dolor, excitación-calma, tensión-relajación. Más tarde Krüeger amplió este estudio haciendo hincapié en los sentimientos superficiales y profundos. Son los primeros los que tienen capacidad para ponernos delante del mundo de los valores, por paradójico que parezca.

El dolor nos descubre la otra cara de la existencia. Mientras los sentimientos placenteros son vividos como exentos de problemas, los displacenteros traen una nota fundamental: la vida se vuelve contra sí misma. Estos los sufrimos como egos individuales, no hay escapatoria posible, pues inciden nuclearmente en el yo. En ella se experimenta el aislamiento, el desamparo, la soledad. Desorganizan la intimidad. Pero el sufrimiento es una piedra de toque fundamental para la maduración de la personalidad. Esto es lo que ocurre en la tristeza psíquica. Su aldabonazo, inicialmente, es rechazable, nos negamos a aceptar su residencia en nosotros. Pero a la larga es madurativo, es necesario. No hay que olvidar que el más puro sufrimiento suele traer consigo el conocimiento más claro y transparente.

En la experiencia depresiva endógena, la inmotivada, la peculiar de la depresión desde el punto de vista de los valores, no suele aportar nada positivo cuando su intensidad es excesiva: la vivencia es tan insoportable que se desencadenan ideas de suicidio o incluso tendencias autoagresivas. Ahora bien, en las depresiones de mediana intensidad o en aquellas otras en las que no se llega a las tendencias autolesivas, a pesar de todo, pueden aflorar ciertos valores y salir mejorada a la larga la personalidad. Algunos autores, como Cardona en 1984, apuntan hacia esta dirección siguiendo los pasos de Victor Frankl: la angustia como crisis de maduración de la personalidad.

Por lo que respecta a la *somatotropización* o, por decirlo con una expresión más sencilla, *somatización*, la diferencia es, en este terreno, muy llamativa. En el cambio psíquico, resultado de un acontecimiento negativo, producido por algo que significa una pérdida en algún sentido, tiene un puente que le une con la realidad. Aquí se puede construir una arquitectura del sentimiento producido: momento específico, factor fundamental desencadenante, otros factores predisponentes, impacto emocional, reacción subsiguiente, etc. Pero hay un hecho claro, a mi juicio: la mejor manera de destruir o reducir según los casos un sentimiento es analizarlo milimétricamente. De ahí que el análisis racionalizador actúe como un disolvente de ese ánimo melancólico.

La tristeza psíquica es bastante distinta de la que padece el enfermo depresivo. Diferenciar ambos fenómenos es fundamental para esclarecer el diagnóstico diferencial. Pertenecen *a núcleos psicológicos distintos, aunque tienen evidentes puntos de contacto*. Esta se encarna, pero a través del gesto de la cara, con una expresión de apagamiento que se va a reflejar en la figura en su totalidad: el andar, los movimientos, etc.

Por el contrario, la forma vital (endógena) es fisiógena y corporalizada: esto quiere decir que pertenece al campo de los sentimientos vitales y sensoriales. Ambos son independientes de lo que ocurre en el exterior y están vinculados a la corporalidad. Es frecuente que uno y otro se den simultáneamente.

De ahí que no deban extrañarnos expresiones como las que siguen, de nuestros enfermos: «Doctor, la pena me ahoga y no puedo tragar»; «Parece como si tuviera un nudo aquí en la garganta. Tengo muchas ganas de llorar, aunque la verdad es que no puedo. Creo que si llorara me desahogaría y me sentiría mejor»; «Tengo el cuerpo como desplomado, como si hubiera estado haciendo esfuerzos físicos enormes. Antes no había sentido nada parecido».

El cambio vital se somatiza. Y escoge, para ello, distintas partes de la geografía corporal. En todos es conveniente estudiar lo siguiente: forma de aparición, curso, topología, exploraciones somáticas simples y complementarias, exploración de la sensibilidad de la zona, etc. Es decir, todo aquello que nos ayuda a configurar una idea parecida del tipo de dolor que padece el enfermo. Las formas más frecuentes, después de la generalizada, son cabeza, zona precordial y epigástrica, extremidades superiores e inferiores. Resumiendo, la forma psíquica culmina, en su máximo grado, con el llanto; la vital, además de ser más intensa, se plasma marcadamente en el cuerpo, bien de forma localizada o generalizada.

Por último, en lo que respecta al *plano psicomotor*, se da en ambos casos una marcada inhibición, aunque suele ser menor en la forma psíquica y también, a medida que pasa el tiempo, esta se corrige. En la forma vital la inhibición es más acusada por lo general, aunque en las depresiones ansiosas ocurre lo contrario.

## Los residuos depresivos

La definición de *residuo depresivo* no es fácil delimitarla, es más sencillo hacerlo con las *esquizofrenias residuales*. Hoy somos muchos los clínicos que hablamos de cómo la sucesión de fases depresivas produce esto. *Llamamos* depresión residual *a aquellos cuadros depresivos en los que no han remitido totalmente los síntomas esenciales, quedando un deterioro o defecto que afecta a los planos físico, psicológico, de conducta, cognitivo y/o asertivo social*. Puede manifestarse en estos cinco segmentos, aunque lo más habitual es que se refiera a las vertientes *conductista* y *cognitiva*, que dejan una secuela de síntomas en esas parcelas.

Es decir, *no hay una remisión íntegra*, total. Hay muchas modalidades depresivas. Dentro de esa diversidad, pueden darse hospitalizaciones, problemas de bajas laborales, asociación con enfermedades físicas, trastornos de la personalidad o descompensaciones por no seguir el tratamiento puesto por el médico, su abandono, o por tomar la medicación según el criterio del propio paciente.

Es apasionante el estudio de la transformación de las depresiones, si seguimos atentamente su curso evolutivo después de varias fases clínicas. Esta cuestión creo que merece ser analizada en profundidad, ya que la realidad clínica de cada día nos está ofreciendo una modificación de la forma y del contenido de las enfermedades depresivas. Es más, esta modificación se refiere sobre todo a formas de larga duración o con tendencia a hacerse más o menos crónicas, superposiciones de otras sintomatologías, poblándose otras de síntomas propios de los trastornos de la personalidad, que hace bastante inaccesible esa entidad a la medicación antidepresiva, así como la progresiva instalación de lo que pudiéramos llamar *un cierto defecto depresivo*, relacionándolo con lo que ocurre como final de trayecto en las esquizofrenias. De ahí que las depresiones clásicas se den ya solo en los libros y en los tratados de psiquiatría, pues cada vez más las mezclas y la superposición de síntomas son una constante. El polimorfismo de la evolución nos ofrece, en ocasiones, sorpresas inesperadas. Hoy la tendencia a la somatización, a hacerse crónica y a mezclarse con conflictos de la vida personal les da a estas formas depresivas un tinte barroco, abigarrado, complejo, con muchos flecos y matices.

El problema se plantea a la hora de delimitar si lo que realmente existen hoy son depresiones de muy larga duración con ligeras fluctuaciones o si de lo que se trata es de depresiones residuales, es decir, de cuadros clínicos primariamente depresivos en los que la sintomatología nuclear se ha volatilizado, a la vez que se ha ido llenando de contenidos psicopatológicos de distinta índole. Cabe una tercera posibilidad: la presentación ulterior de un *syndrom shift* (síndrome de cambio), con suplencias, alternancias, sustituciones e incluso supresiones espontáneas. Todo ello como expresión viva del dinamismo de la enfermedad; esta no es algo quieto, inmóvil y estático, no puede ser entendida nunca como un destino definitivo, sino que es algo en movimiento.

Todo ello hace que estos pacientes puedan ser diagnosticados de depresiones atípicas o, en cualquier caso, depresiones poco precisas, desvaídas y un tanto etéreas. De ahí los fracasos con diversas terapéuticas, sobre todo por el hecho de haber seguido el enfermo tratamientos muy distintos, pero sin un criterio psicopatológico uniforme. Estos cambios en la medicación suelen ser también reveladores para el propio enfermo, el cual se va volviendo cada vez más escéptico con relación a sus padecimientos y al éxito del médico. Estos sujetos, además, han sido sometidos a toda clase de exploraciones, sin que en ninguna de ellas aparezcan claves que nos lleven a pensar que se trata de un proceso con una base orgánica.

Los síndromes depresivos son difíciles de analizar cuando aparecen en personas con antecedentes neuróticos bien delimitados o trastornos relevantes de la personalidad. Unas veces porque los síntomas depresivos están implantados aún sobre un fondo neurótico-angustioso, que los desdibuja y les hace perder rotundidad de expresión. En otras ocasiones, lo que sucede es que la depresión está estrechamente vinculada a factores ambientales o a conflictos no resueltos, que sobrecargan al sujeto en cuestión. Se añade además un elemento que, a mi entender, es básico: el enfermo, a través de una reflexión pormenorizada, racionaliza su situación, a veces incluso favorecido por el mismo psiquiatra, que quiere esclarecerle sus vivencias. Esto se da, lógicamente, en personas bastante diferenciadas, siendo muy raro en sujetos primitivos, elementales, simples.

De esta manera, las fases depresivas se suceden con un vestido muy especial, que es el ropaje de la intelectualización: hay un análisis excesivo de lo que le sucede y que el propio enfermo lleva a cabo. No es infrecuente que no tomen medicación alguna, a pesar de que el médico la haya recetado y se limiten a una psicoterapia de apoyo, asociada con algún ansiolítico o hipnofacilitador. En otros casos, el propio sujeto se automedica y toma los fármacos según sus criterios del momento o de cómo se encuentre. Ocurre entonces un fenómeno muy notable. Cuando el paciente en estas condiciones toma una medicación antidepresiva de forma regular y sostenida, cambia totalmente su curso, dejando de lado este seguimiento microscópico de sus dolencias, facilitando una psicoterapia más sólida y con una transferencia más positiva con su psiquiatra o su psicólogo.

Ahora bien, en la era de la psicofarmacoterapia y, sobre todo, cuando esta es dada sin un criterio específico y con continuas y bruscas modificaciones, no debe extrañarnos que asistamos a una proliferación de estados residuales que se pueblan de *distimias depresivas*, mecanismos neuróticos y retraimiento de la personalidad, que se parecen mucho a los defectos esquizofrénicos: pérdida del impulso vital y reducción de la capacidad de energía psíquica.

Según mi material clínico algunas depresiones monopolares en personas en torno a los 35-45 años duraron hasta cinco años, pudiendo observarse cómo la sintomatología depresiva, en la posterior evolución, se había hecho más ansiosa y cargada de valencias conflictivas, pero seguía ofreciendo el espectáculo depresivo a pesar de esa mezcla de síntomas. Muchas veces y estando las cosas de esta manera, podemos recurrir a la siguiente experiencia: intensificar el tratamiento antidepresivo con el fin de superar la inhibición, dejando así al descubierto o provocando su aparición a primer plano de los síntomas nucleares, con lo cual vemos facilitada la operación de realizar un diagnóstico más correcto. La otra evolución, si prescindimos de este mecanismo de «puesta al descubierto», es mas tórpida y conduce paulatinamente a un retraimiento que aterriza en el autismo y en el repliegue cada vez mayor sobre uno mismo.

Estos cuadros son difíciles de diferenciar, pero son aún mas difíciles de tratar, exigiéndose unas coterapias bien medidas: antidepresivos a dosis altas, una psicoterapia sistematizada si es posible o, si no, al menos de apoyo y, en tercer lugar, unas medidas de socioterapia adecuadas al caso en concreto. En muchos de estos casos la labor del médico traspasa —como tantas veces— los estrechos límites de un ejercicio profesional excesivamente médico-clínico, deslizándose hacia planos que configuran lo que pudiéramos llamar una *psicopedagogía fundamental del enfermo psíquico*, en donde se combinan factores de trabajo, sociales y familiares que no podemos desconocer, pues constituyen una intrincada trama en la que muchos pacientes quedan cogidos, produciéndose una detención en su mejoría. La práctica diaria nos demuestra en muchas ocasiones cómo por distintos motivos estas cuestiones no son tenidas en cuenta, volcándonos tan solo en el manejo de los psicofármacos.

Podemos afirmar que las depresiones en los últimos años están cambiando ostensiblemente en su estructura. *Aparecen hoy particularidades que antes desconocíamos. Estas modificaciones tienen un común denominador: la pérdida de la rotundidad de los síntomas, que hace que los cuadros clínicos se presenten como estados residuales apagados, de escasa sintomatología y perfiles borrosos, desdibujados, imprecisos.*

Quiero sistematizar algunos puntos de interés:

1. La forma más común de todas la constituye un estado depresivo de fondo, en cuyo primer plano destaca una astenia física, un cansancio marcado que se va insinuando ya desde las primeras horas del día y un enlentecimiento y torpeza para llevar a cabo las actividades habituales. Un enfermo me decía que antes de encontrarse así tardaba en arreglarse por la mañana de unos veinte minutos a media hora: «Ahora no sé lo que me ocurre, pero parece como si cualquier cosa que voy a hacer me pesara... Tardo en arreglarme más de una hora y paso muchas horas al día como abstraído, cansado antes de tiempo y con dificultades para concentrarme en una labor concreta». La asociación de una actitud hipocondríaca unida a la aparición de síntomas somáticos más o menos vagos suele ser también una constante.

2. La tendencia a irse haciendo crónicos es un factor capital. La pérdida del rendimiento en el trabajo, así como la imposibilidad para despegarse de la sintomatología un tanto etérea anteriormente referida; este último dato se hace aquí mucho más patente. Muchas de estas depresiones residuales tuvieron un comienzo psicógeno más o menos marcado, adoptando posteriormente una forma clínica intermedia.

Se plantea ahora el tema de si estamos asistiendo a una nueva enfermedad psíquica o si, por el contrario, no es así. En mi opinión personal, estas entidades no son otra cosa que el resultado de un conocimiento científico más profundo y aquilatado de la realidad clínica. Algo parecido a lo que sucede en la actualidad con las depresiones enmascaradas y, en general, con algunos otros cuadros depresivos. No es que existan hoy más depresiones que antes, sino que en el momento presente las conocemos mejor y, en consecuencia, las diagnosticamos con una finura y unos métodos con los que antes no contábamos.

## Las depresiones bipolares y otros trastornos asociados

La depresión bipolar es aquella que alterna fases depresivas y eufóricas, de tal manera que el estado de ánimo va de un profundo decaimiento a una alegría y vitalidad desbordantes. Entre el episodio depresivo y el eufórico (manía) pueden pasar semanas, meses e incluso años.

Existen dos tipos de depresión bipolar, tipos I y II. Además, pueden aparecer algunos trastornos asociados, como manía, hipomanía, etc.

La *depresión bipolar I* es la clásica, con alternancias depresivas y eufóricas (manía si es más intensa, hipomanía si es de menos intensidad). Se considera *bipolar propiamente dicho* cuando ha tenido, al menos, un episodio de depresión mayor, de euforia, manía, hipomanía o un episodio mixto. Las fases son graves y necesitan un tratamiento de cierta intensidad. Provocan un malestar clínicamente significativo o un deterioro social o laboral o de otras áreas de la vida de esa persona.

La *depresión bipolar II* hace que el paciente sufra episodios maníacos ligeros (hipomaníacos: no son manías completas, ni rotundas, ni con una sintomatología de libro), de tal manera que suelen pasar desapercibidos y, por tanto, no se diagnostican, pero se muestran como personas muy irritables, bravas, que saltan por cualquier cosa y provocan serios problemas para la convivencia del día a día. Es muy importante la labor del psiquiatra para explicarle a la familia lo que sucede y también al propio enfermo, haciéndole ver que esas fases de estar *no tan arriba, pero no bien ni equilibrado*, producen roces y choques de la convivencia frecuentes, que deterioran la vida familiar. Insisto: el psiquiatra debe tener un papel de mediador muy oportuno. El enfermo solo busca al médico psiquiatra en las fases depresivas, ya que no es consciente de esos otros episodios más ligeros y tenues, pero muy problemáticos.

También aparecen fases depresivas mayores. Es independiente del *bipolar I*, como lo demuestran estudios familiares, presentando un curso más crónico y con mayor tendencia a las recaídas. No ha existido ningún episodio maníaco ni tampoco mixto.

La *manía* se caracteriza por un estado de ánimo festivo, acelerado, desinhibido, en donde lo más importante es la elevación del ánimo (alegría, vitalidad, euforia, dinamismo, verborrea, querer hacer demasiadas cosas, estar atento a muchos temas, hablar de un tema y pasar a otro y luego a otro: fuga de ideas o pensamiento fugitivo). Hay distintas formas: festiva, irritable, agresiva, iracunda, etc.

El incremento de la actividad se suele acompañar —en general— de un descenso de la eficacia: el sujeto está desparramado, disperso, disipado con la atención quebrada en demasiadas cosas a la vez; hay una fragmentación de su discurso, que va como a saltos; sus palabras se mueven entre divertidas y vaporosas, salpicadas de trozos de temas que van saltando de un asunto a otro. Al estar aumentado de forma extraordinaria el nivel de actividad, los estímulos externos le llevan de acá para allá, dándose además un pensamiento asociativo que hace que conecte unos temas con otros. El deseo de comprar y comprar, el regalar cosas propias de valor, el firmar un cheque en blanco puede llevar a situaciones graves y complejas. El paciente puede pasar días sin dormir prácticamente nada, hasta que cae agotado tras muchas horas de pie y sin parar de hablar y pletórico de actividad. *La no conciencia de enfermedad* es un problema serio, que lleva a que no acepte ningún tipo de tratamiento, salvo que haya tenido muchas fases eufóricas y presente un *insight* rotundo. Pacientes míos en plena manía han desaparecido durante días, han regalado bienes familiares, han mantenido relaciones promiscuas y se han visto en situaciones rocambolescas, cómicas y dramáticas, de absoluto descontrol.

La *hipomanía* es más suave de intensidad que la manía. Su duración puede ser de unos días o unas semanas. La elevación del estado de ánimo y la exaltación es mucho menor. Hay pensamientos ocurrentes e ingeniosos, reacciones rápidas y atrevidas, un aceleramiento de la conducta y la disminución de la atención es de poca importancia. Muchas veces el diagnóstico lo establecen solo los familiares de esta persona, que al conocerla muy bien, perciben un cambio ascendente de su ánimo y *le notan algo subido*, sin llegar a la exaltación extraordinaria de la manía.

El humor es bullicioso, exaltado, con bastante confianza en uno mismo, con fuerte dosis de seguridad en su propia persona y con una ligera irritabilidad, sobre todo si se le lleva la contraria. *El paciente se siente en un momento excelente, con un gran bienestar y como nunca*. Me decía una chica de treinta y dos años, paciente mía desde hace muchos años: «Doctor, usted dice que yo no estoy bien, que estoy con una cierta euforia; pues yo quiero estar siempre así, me siento feliz y contenta y no sé por qué me tienen que dar unas medicaciones y dejarme entonces baja de ánimo... Y es en ese momento cuando siento que estoy sana; me niego a tomar nada, quiero seguir de esta manera, ahora soy yo misma, esta es mi verdadera forma de ser».

Una variedad peculiar es la *depresión bipolar de ritmos rápidos* (o cicladores rápidos): en pocos días el enfermo pasa de estar con una fuerte depresión al polo opuesto, una manía aguda; en ocasiones este giro se produce por el empleo de antidepresivos en vena o vía intramuscular.

El término *ciclador rápido* fue utilizado por primera vez por Dunner y Five (1974) para nombrar un grupo de cuadros bipolares con más de cuatro episodios al año, caracterizados por una pobre, escasa o nula respuesta al tratamiento con litio. Es más frecuente en la mujer y más habitual en los bipolares II. Su causa sigue siendo desconocida, aunque hay muchas hipótesis en marcha y factores con los que se relaciona: hipotiroidismo, alteraciones neurológicas y a veces la administración de antidepresivos a dosis moderadas o altas desencadenan el trastorno.

*La depresión bipolar de ritmos ultrarrápidos* (cicladores ultrarrápidos) es otra variedad. En este caso, el paciente se acuesta por la noche muy deprimido y se levanta por la mañana eufórico. Ambas modalidades exigen una enorme pericia del psiquiatra para manejar de forma adecuada la medicación, siendo lo más adecuado la asociación de dos estabilizadores del ánimo, como son el litio y el valproato.

En el caso de un *trastorno esquizoafectivo* el cuadro clínico se tiñe de elementos cercanos a la esquizofrenia, de forma que en las primeras fases o brotes (según sea la presentación) se puede confundir el diagnóstico y es necesario esperar a ver cómo se desarrolla su evolución. Se alternan fases depresivas, eufóricas, ansiosas y un trasfondo de esquizofrenia desdibujada: vivencias paranoides (ideas de persecución, autorreferencias, sensación subjetiva de sentirse aludido, etc.), alucinaciones auditivas (voces que oye en su cabeza sin que nadie las diga desde el exterior; pueden ser comentadoras de su actividad: dicen las voces cosas como «hoy está peor que ayer», «ahora sale de su habitación y se va al cuarto de estar», «le notamos hoy más preocupado»; en otros casos son voces imperativas, que le obligan a hacer cosas: «Suicídate», «vete de tu casa y no aparezcas en mucho tiempo», «hazte daño a ti mismo», «mata a tu madre», produciendo un enorme sufrimiento; también pueden tener otros contenidos).

En el caso de la *personalidad límite* o *borderline*[6], en los últimos años estamos incluyendo este desajuste de la personalidad en este grupo por dos motivos fundamentales: uno, porque las oscilaciones del ánimo y la inestabilidad de la conducta recuerdan a las fases maníacas; otro, por el cambio positivo que se produce en estos enfermos con el empleo de los estabilizadores del ánimo (litio, valproato sódico, carbamacepina, oxcarbamacepina, etc.).

¿Qué sucede con los episodios mixtos y las hipomanías (fases eufóricas más ligeras o atenuadas)? La mayoría de los estudios consideran que la manía mixta es un subgrupo de la manía, con manifestaciones clínicas muy similares y la diferencia es de menor intensidad y no requieren hospitalización.

*¿Cómo se puede conseguir la estabilidad en el trastorno bipolar?* La evolución del trastorno bipolar grave es un reto para el psiquiatra. Es en donde más se ve el conocimiento que tiene el médico de esta parcela tan importante y compleja. La historia natural de estos padecimientos consiste en

---

6. Hoy son muchos los autores que hablan del *espectro bipolar*. Dentro de esa geografía clínica aparecen muchos cuadros con marcadas oscilaciones del humor.

la aparición de una fase depresiva o maníaca temprana, con recurrencias frecuentes, riesgo de suicidio en los episodios depresivos y gran desorden y caos de vida en las fases eufóricas (regalos, compras, fuga de ideas en su pensamiento, prodigalidad, etc.).

La meta en el *tratamiento a largo plazo* debe ser la siguiente: romper el ciclo de alternancias de fases depresivas y maníacas, conseguir que los periodos entre ambas fases sean cada vez mayores, reducir las tasas de ingresos hospitalarios y menos necesidad del tratamiento electroconvulsivo (TEC) o en su caso del estimulador magnético transcraneal.

Vamos a repasar algunas vertientes de estos *residuos depresivos* en los siguientes apartados: *funcionamiento de la inteligencia, atención, concentración, memoria en sus distintas subespecies y déficit cognitivos*. Nos adentramos someramente en ellos.

El *funcionamiento intelectual* es motivo de bastante controversia. Lo que es evidente es que en las fases eufóricas la inteligencia brilla más por la rapidez de la conducta y la fuga de ideas. Pero la alternancia frecuente mal controlada da lugar a una cierta disminución de la misma, medida por el test de Raven y el de Wechsler.

La *atención* es la capacidad para dirigir toda la conciencia psicológica hacia un objetivo concreto. Su disminución en las bipolares está en la base y de ahí arrancan otras alteraciones, incluso la aparente disminución de la memoria, que no es tal, sino que lo que realmente falla es la atención.

Las dificultades de *concentración* y la *distraibilidad* se observan en el 70 % de los maníacos y en el 91 % de los depresivos monopolares (Goodwin y Jamison, 2001). Son, en definitiva, déficit de atención, debido a lo cual ciertos estímulos exteriores no son captados y resbalan en el panorama de ese sujeto.

En cuanto a la *memoria,* hay distintas consideraciones que hacer. La *memoria a corto plazo*, que facilita repescar el recuerdo cercano (proveniente de estímulos de la vista o del oído), es una *memoria primaria*. En este caso los resultados son contradictorios, y los estudios no están claros. Casi todos los trabajos están dedicados a la *memoria a largo plazo*, utilizando listas de palabras, dígitos o hechos: los resultados tampoco ofrecen una respuesta clara. Este desacuerdo puede ser debido a la diferencia de los métodos utilizados. Hay resultados para todos los gustos. En la paciente que he expuesto en el caso anterior, esta memoria estaba bastante descendida.

En la *relación entre memoria y aprendizaje* vemos que en las fases depresivas hay una disfunción en el procesamiento de la información, con disminución en las tareas y, sobre todo, torpeza en la adquisición de nuevos aprendizajes.

En lo que sí hay más consenso es en los *déficit cognitivos*: el patrón de rendimiento verbal está aumentado en la manía y disminuido en la depresión; en la depresión hay una desmotivación bastante generalizada y dificultades en la codificación de la información, mientras que en la manía sucede lo contrario: mayor facilidad para mover la información que llega, procesando de modo más rápido y eficaz.

capítulo 2

# Tipos de depresiones

## Reacciones depresivas. Reacciones adaptativas

El concepto de reacción podemos resumirlo diciendo que es aquel acontecimiento o hecho que nos afecta y que produce una relación estímulo-respuesta, binomio clave, que se va complicando en el campo de la psicología y la psiquiatría. Ejerce una función de puesta en marcha. Se trata, pues, desde un punto de vista operativo, de un cambio producido como respuesta a un estímulo. *Reacción es el conjunto de fenómenos físicos, psicológicos, de conducta, cognitivos y asertivos (o sociales) que se ponen en marcha desencadenados por un estímulo o influjo exterior o interior*. Podemos distinguir a grandes rasgos tres subformas generales, antes de entrar en definiciones más específicas: biológicas, psicológicas y psicológicas puras.

## Reacciones depresivas biológicas

Biológico significa aquí algún acontecimiento somático que afecta claramente a la salud física. Nos referimos a la aparición de una cierta depresión, por tanto comprensible, en la que podemos descubrir una relación de sentido. Es subsiguiente a un proceso de nuestra naturaleza (corporal en sus distintas partes, o cerebral), el cual puede ser a su vez de tres formas: leve, moderado y grave.

a. *Leve*: puede ser una reacción depresiva postgripal o la que sigue o se acompaña a un proceso inflamatorio. Estas reacciones depresivas varían mucho de unos sujetos a otros. Unas veces se expresan en el plano somático de forma difusa, pasando incluso desapercibidas al internista avezado en estas cuestiones y que todo lo más las interpreta como una prolongación del estado gripal. Otras veces el cuadro clínico es más sólido e incluso la tristeza es más perceptible.

   Aquí debo incluir los *síndromes de depresión asociada a la vida de la mujer*, que suelen ser leves o moderados y dan lugar a cambios físicos y psicológicos en cada uno de estos segmentos: menarquia (primera menstruación), síndrome de tensión premenstrual, ovulación, postparto y climaterio. Los dos más frecuentes son la *tensión premenstrual* y la *depresión postparto*.
b. *Moderada o de gravedad media*: aquí ya la enfermedad somática es de más alcance y, en consecuencia,

la reacción depresiva es más intensa y prolongada. Ejemplos tenemos muchos y a diario podemos observarlos: van desde la fiebre tifoidea y la neumonía a la brucelosis, del lupus eritematoso al reumatismo poliarticular agudo, la endocarditis crónica y a tantas otras formas clínicas.

c. *Grave*: las reacciones depresivas graves tienen un doble interés: consideradas en sí mismas y, por otra parte, por la capacidad que tienen de servir de factores desencadenantes que inauguren una depresión que se encontraba más o menos soterrada. A mi juicio, una de las más notables es la hepatitis viral. Es particularmente interesante lo que sucede con los enfermos sometidos a trasplantes renales: en el estadio de la hemodiálisis sostenida pueden sucederse psicosis postoperatorias. Podemos decir lo mismo con respecto a los procesos cancerosos.

## Reacciones depresivas psicológicas y psicológicas puras

El hecho que estimula es un desencadenante exterior o interior, no primariamente físico. Aquí de lo que se trata es de reacciones vivenciales: respuestas emocionales ante estímulos psíquicos. Estas reacciones son normales cuando son sanas, es decir, cuando son oportunas y adecuadas al motivo desencadenante, guardando una correcta proporción entre lo que viene de fuera y la respuesta que viene de dentro, existiendo una buena secuencia entre esos dos extremos, porque *se ajusta a la realidad de lo sucedido* y en términos de conducta ese sujeto *ni maximiza* (dramatiza), *ni minimiza* (le quita excesiva importancia). Si preguntamos a los sujetos que van a la consulta psiquiátrica si están tristes, estos nos dirán posiblemente que sí, pero tal vez no estén enfermos de depresión. En estos casos, si el interrogatorio no es más fino, no captamos bien la intimidad del paciente. En consecuencia, las preguntas deben ser más hondas, deben calar en su profundidad. Habrá que preguntar si tiene motivos para encontrarse de ese modo y cuáles son. Es igual que si vamos a una sala de enfermos quirúrgicos de un hospital y hacemos la misma pregunta. La respuesta puede ser afirmativa. Están tristes o pueden haberlo estado, pero en principio (y mientras no se demuestre lo contrario) no están bajo una depresión.

Hay *reacciones normales*: la muerte de un ser querido muy cercano debe producir tristeza. Su *duración* e *intensidad* dependerán de muchos factores, entre otros, la fortaleza de su personalidad y la capacidad para superar esa adversidad importante.

También hay *reacciones anormales* (en el ejemplo anterior, la intensidad y duración excesivas; muchos meses llorando, incluso años y con una intensidad cada vez mayor) y *anómalas* (que estarían en una posición intermedia, ni son totalmente sanas, ni patológicas. Están en un terreno huidizo, de nadie).

En cuanto a las reacciones depresivas *psicológicas puras*, es un caso especial en el que, como es obvio, la reacción no se desencadena por un hecho físico. Se trata de una reacción, una respuesta emocional ante un estímulo psíquico. Este tipo de reacciones son muy corrientes y normales, salvo que las convirtamos en base para una respuesta patológica. Debemos aprender a mantener las proporciones entre los estímulos externos y el tratamiento que les damos en nuestro interior.

## Reacciones adaptativas

Se denomina así a la aparición de síntomas emocionales o conductuales como respuesta a uno o más agentes estresantes. El término fue acuñado por la American Psychiatric Association y para que una reacción se considere adaptativa debe producirse en un periodo máximo de tres meses una vez aparecido el factor que produce o desencadena la ansiedad, el cual debe ser plenamente identificable.

Estos factores desencadenantes son muy variados, aunque lo más habitual es que tengan que ver con problemas laborales, dificultades económicas, crisis de pareja, rupturas conyugales, problemas familiares, enfermedades somáticas graves o que producen un deterioro en las actividades profesionales o familiares de cierta importancia... El origen del estrés puede ser tanto *uno* como *varios* de estos factores, combinados o de manera alterna y se pueden dar tanto de forma continuada como en episodios intermitentes. El psiquiatra o psicólogo debe dejar constancia de esos factores en la historia clínica, ya que su influencia se considera relevante en la aparición y desarrollo de trastornos psíquicos y, en concreto, depresiones.

Las reacciones adaptativas presentan una sintomatología característica: ansiedad, depresión, alteraciones del comportamiento o asociaciones de estos tres estados en mayor o menor grado. El trastorno puede ser agudo y remitir en menos de seis meses o hacerse crónico, con una duración indeterminada.

## Depresiones endógenas

Hemos visto hasta el momento las depresiones motivadas por factores exógenos, es decir, aquellos que vienen del mundo exterior, del entorno y que pueden ser descritos con claridad, viendo el efecto que producen. Se trata de reacciones psicológicas naturales a un hecho externo, pero que quedan fuera de control. Las *depresiones endógenas* son todo lo contrario, aquellas que se producen por razones internas. Si las exógenas eran motivadas, las endógenas son aparentemente inmotivadas, de origen biológico, bioquímico o incluso hereditario. Este segundo tipo de depresión presenta mejor respuesta a los tratamientos con fármacos elevadores del ánimo. Por supuesto, esta división es muy elemental, pues entre ambas categorías existe todo un universo de variedades depresivas a medio camino entre los dos extremos. Por eso hablamos de *depresiones predominantemente exógenas* y otras *predominantemente endógenas*, según sean psicológicas o biológicas. En otras ocasiones hablamos de *depresiones mixtas* o *endorreactivas*. En realidad, desde un punto de vista médico, las cosas pueden no ser tan claras y la experiencia del psiquiatra y del psicólogo darán la clave para entender bien esto.

La evolución del trastorno, con el tratamiento adecuado, es en general buena. No obstante, se produce con mucha frecuencia un estancamiento de los síntomas al cabo de cierto tiempo de terapia farmacológica. Después de una clara mejoría, los síntomas se mantienen en un cierto nivel. No van a más, pero tampoco a menos y aunque el paciente se siente mejor, no se encuentra igual que antes de caer enfermo. Si esta situación se prolonga, se corre el riesgo de que la depresión se haga crónica. Si esta depresión endógena estancada se va impregnando de factores psicógenos, vivenciales y neuróticos, el cuadro podría empeorar a largo plazo.

La sintomatología de las depresiones endógenas es similar a la de otras clases de trastornos depresivos, aunque dependiendo de cada caso, unos síntomas serán más acusados que otros. *En general, las depresiones endógenas tienen mejor pronóstico que las exógenas* (o reacciones depresivas), ya que las primeras solo requieren medicación, mientras que las segundas necesitan psicoterapia y pueden presentar circunstancias tan conflictivas que no es fácil ensayar soluciones precisas.

## La distimia

Por *distimia depresiva* o *trastorno distímico* entendemos un estado de ánimo depresivo pero de forma crónica, asociándose a ello falta de energía, cansancio anterior al esfuerzo, dificultades de concentración, alteración del sueño, sentimientos de desesperanza y una disminución o pérdida de interés por las cosas que antes se mostraban como sugerentes y positivas. Muchos manifiestan todo esto como *una forma de ser*, como algo que se ha instalado y esa persona se ve sumergida en esas redes de manera crónica. No hay episodios ni maníacos (eufóricos) ni hipomaníacos (euforias más leves). No es simplemente una depresión mayor, porque esta aparece, dura un cierto tiempo y después desaparece, como la gran mayoría de las fases depresivas.

Las investigaciones más recientes han demostrado que las distimias constituyen un tipo de depresión complejo, pero hasta la fecha han tendido a pasar inadvertidas por esos componentes que han movido a muchos especialistas a centrarse en el tratamiento de los síntomas depresivos pasando por alto o descuidando tratar la personalidad y corregir el curso crónico. Por esto decimos que la distimia es algo más que una depresión. Por sus características peculiares se trata de un trastorno de larga duración, que puede mantenerse durante años. Tanto el psiquiatra como el psicólogo deben afinar mucho en el estudio de su paciente cuando se encuentren ante un caso de este tipo, ya que la farmacopea por sí sola no es tratamiento suficiente. Por eso, muchos pacientes no se curan. Con gran frecuencia se asocia un trastorno de la personalidad (que puede ser único, doble, triple o múltiple).

La sintomatología básica de las distimias depresivas se define por su carácter crónico intermitente, con fases de avances y retrocesos. Por otra parte, cursa de un modo habitualmente leve o moderado, siendo muy poco corriente la aparición de formas agudas.

Las distimias presentan notables diferencias tanto cualitativas como cuantitativas con las depresiones mayores. En el caso de las diferencias cualitativas, las distimias presentan una mejor respuesta a los factores cognitivos y sociales y el estado depresivo es menos acusado. En cuanto a los cuantitativos, la sintomatología general es más leve: hay menos insomnio, sentimiento de culpa o tendencias suicidas, se dan con menor intensidad los síntomas somáticos, sobre todo los problemas de ansiedad y digestivos. La duración está en torno a unos dos años. No obstante, el número y tipo de síntomas son los mismos en la depresión mayor y las distimias.

## Curación espontánea de algunas depresiones

La evolución de muchas depresiones suele ser difícil de prever. A grandes rasgos, el camino que van a seguir muchas de ellas no es fácil trazarlo de antemano. La psiquiatría, como ciencia médica que es, tiene sus leyes y códigos. Un enfermo, después de distintas fases depresivas, con un comienzo más o menos típico y con un curso determinado, al volver a repetirse la fase podemos señalar con cierta aproximación los derroteros que va a seguir. Pero otras veces no sucede así y viene, ante nuestra propia sorpresa, un cambio brusco, un giro en los síntomas o incluso la curación de la enfermedad. He tenido ocasión de ver algunos enfermos que se han curado de manera imprevista, cuando todo hacía pensar en la prolongación del cuadro. La medicina es una fuente continua de aprendizaje para el médico que quiere buscar en los enfermos la última realidad de la enfermedad.

Toda la psicopatología de la afectividad ofrece una riqueza inagotable de hechos que forman un entramado en donde el investigador va muchas veces a tientas, sin saber a ciencia cierta el porqué de muchos fenómenos. En las cartas de navegación no figuran solo las líneas de viaje, sino también los puertos. En las depresiones no debemos tan solo estudiar los lugares en donde esta recala, sino también los pasos intermedios por donde se mueve y las modificaciones que se producen sucesivamente hasta alcanzar un puesto de más permanencia.

La curación espontánea quiere decir aquí la mejoría ostensible de los síntomas, unas veces de manera parcial y otras total, sin que esta pueda ser en principio atribuida a las terapias aplicadas. En psiquiatría, como en todas las ciencias en donde se manejan datos cualitativos, el problema está en discernir entre la apariencia y la realidad. Dicho de otra forma: objetivar los datos para movernos en un terreno cuantitativo. La metodología psiquiátrica se ve obligada a buscar estos objetivos, intentando acercarse al camino de las ciencias físicas.

A la hora de abordar este tema, tenemos que recurrir a la experiencia personal. Según esta, podemos ordenar la curación espontánea del siguiente modo: en muchas depresiones endógenas, una vez que la medicación antidepresiva lleva ya un cierto tiempo, según la intensidad y la cualidad de los síntomas, se puede ver como después de una ostensible mejoría el enfermo se estanca, los síntomas ni retroceden ni se apagan. El enfermo está mejor, pero no bien del todo, como antes de caer enfermo. Y permanece así un cierto tiempo. Estos momentos suelen tener una enorme importancia, pues si los factores psicógenos adquieren relieve y la tristeza empieza a desvitalizarse, la carrera hacia la encronización no suele tardar. En el fondo, las depresiones se hacen crónicas en la medida en que van dejando el plano endógeno y se van tejiendo de elementos vivenciales y neuróticos, convirtiéndose el cuadro clínico en una mezcla de tristeza y angustia procedente de la neurotización, insinuándose algunas somatizaciones. Por lo general, las depresiones crónicas cursan con una sintomatología impura, mezclada de ingredientes bastante diversos.

Pues bien, estando las cosas como he dicho, pueden ocurrir tres acontecimientos. En primer lugar, que los síntomas se estanquen; en segundo lugar, que empeoren ligeramente, conduciendo en principio hacia la encronización; o que, por último, acaben de remitir. Esta tercera posibilidad he tenido ocasión de verla en algunos enfermos con fases depresivas, *los cuales se vieron forzados por exigencias familiares, sociales o profesionales a un cambio, a un reajuste de la situación personal.*

En algunos casos las exigencias personales en el plano profesional, social o similares ayudan a escalar la meta de la curación, cercana ya en estos sujetos, pero aún no definitivamente conquistada. Lo mismo ocurre, pero en sentido inverso, cuando a un enfermo se le prolonga por demasiado tiempo su baja laboral, debido a un inadecuado proteccionismo excesivo por parte del psiquiatra hacia su enfermo; en estos casos, se favorece muchas veces la agudización o, cuando menos, la detención del proceso curativo.

Es indudable que en ciertos enfermos las *emociones muy agudas* tienen un efecto curativo cuando la enfermedad depresiva se encuentra ya en el periodo remisivo. Este es un cuadro que he tenido ocasión de observar en algunos enfermos. Se trataba siempre de depresiones endógenas, desprovistas prácticamente de elementos psicógenos. Es decir, las emociones muy intensas no solo pueden tener un efecto nocivo de poner en marcha una alteración psíquica, sino que también puede ocurrir a la inversa.

## Las depresiones y su concepción patológica del tiempo

Las depresiones se presentan bajo muy distintas apariencias y pueden ofrecer cuadros singulares de acuerdo con su capacidad para hacerse crónicas o su asociación con un trastorno obsesivo. Estas son solo algunas posibilidades, pues la psiquiatría no es una ciencia exacta y en última instancia existen casi tantas variedades potenciales de trastorno como seres humanos, por lo que el especialista debe estar siempre preparado para afrontar su tarea desde distintos frentes.

El tiempo puede medirse de forma exacta con un cronómetro: es el *tiempo objetivo*. Es notarial, fáctico, concreto e independiente de uno mismo. Un minuto cursa en segundos y consta de sesenta. Otra modalidad es nuestra percepción del paso del tiempo, que no es siempre la misma: es el *tiempo subjetivo*, que significa cómo corre el tiempo dentro de uno y depende de nuestro estado de ánimo, lo cual tiene mucho que ver sobre cómo sentimos esa experiencia y cómo nos encontramos interiormente; en una clase muy aburrida, en donde el profesor tiene un tono de voz monocorde y es serio, distante y antipático, uno tiene la impresión de que el *tiempo interior* se ha detenido; cuando nos divertimos, las horas parecen volar. En el caso de los enfermos depresivos, esta sensación, que es completamente normal en personas sanas, se exacerba y alcanza grados patológicos. Por otra parte, existe el *tiempo histórico* o *temporalidad*, que se refiere a los tres estadios que se dan en su seno: *pasado, presente y futuro*. En una persona psicológicamente sana, la ecuación temporal debe ser aproximadamente esta: *se vive instalado en el presente, se ha superado el pasado en sus facetas dolorosas y se vive esencialmente abierto hacia el porvenir*. Caben algunos matices, pero esta debe ser la fórmula[7].

Ambas modalidades, *tiempo subjetivo o emocional* y *tiempo histórico o temporalidad*, forman dos estirpes muy

---

7. En las depresiones más clásicas y endógenas, el *pasado negativo* toma el mando y tira de los sentimientos de culpa. Cuando hablamos de *depresión ansiosa,* el futuro se vuelve incierto y plagado de malos presagios.

interesantes para conocer mejor lo que sucede en distintas enfermedades psíquicas.

Muchos afectados se afincan en el pasado como refugio, mientras que para otros el presente se instala de tal forma que el tiempo, pesado como una losa, parece no transcurrir. En casos más raros es una irreal expectativa de futuro delirante la que ocupa por completo el cerebro del paciente. Las interconexiones son constantes, pero a grandes rasgos podríamos dividir las depresiones, de acuerdo con la percepción del tiempo, en las siguientes categorías: ansiosas, inhibidas, paranoides, enmascaradas y, por último, atípicas.

1. *Depresiones ansiosas*. El paciente, anclado en una visión negativa del pasado, solo considera el futuro como abrumadora posibilidad de catástrofe. La sensación de peligro constante genera una fuerte ansiedad mezclada con angustia, lo que complica el cuadro general del enfermo. La falta de ánimos y el miedo son los sentimientos dominantes y la ansiedad se concentra sobre todo en una impaciencia agotadora, ya que la persona afectada solo desea que el tiempo pase cuanto antes para que lleguen esos supuestos sucesos negativos que imagina. El tiempo subjetivo no es tan parsimonioso, porque la ansiedad pone una nota, mediante la cual el futuro se hace presente pero de manera preocupante, inquietante, con desazón, adelantándose en negativo, en donde planea una incertidumbre abstracta y desdibujada, que produce un

estado de ánimo lleno de malestar y preocupación. Es una mezcla curiosa.

2. *Depresiones inhibidas.* La concepción del tiempo es, en este caso, un obsesionarse con el pasado. Ante el temor de lo que ha de venir se busca refugio en lo pretérito, lo que genera una introversión cada vez más marcada que aísla al enfermo del entorno. El futuro, a diferencia del modelo anterior, deja de existir, se niega su presencia para evitar el miedo. Es como si el porvenir se hubiera borrado del mapa y todo lo llena un presente repleto de un pasado más bien negativo. En estos pacientes la inhibición es tal que ni siquiera existen sentimientos autodestructivos (no olvidemos que el papel de la inhibición es precisamente el de proteger al paciente de las tendencias autoagresivas; cuando el enfermo se siente desinhibido, el riesgo de suicidio aumenta). Si la inhibición llegara a un grado muy severo, podemos encontrarnos con la *depresión catatónica*: el bloqueo facial y motor de todo el cuerpo está frenado, hay como una congelación inmóvil, quieta, detenida, en donde todo movimiento ha cesado.
3. *Depresiones paranoides.* Como es frecuente en psiquiatría, a veces los trastornos se asocian para producir un cuadro distinto. La depresión paranoide se caracteriza por las «ocurrencias» y los delirios. El paciente suele sentirse perseguido y cree que todo se centra en sí mismo. Guarda similitudes con la depresión ansiosa en el sentido de que el sujeto paranoide

vive agobiado por el miedo al futuro, un miedo patológico que le hace creer en la inminencia de todo tipo de calamidades: sospechas, recelos, suspicacias... que le llevan a la experiencia de *sentirse aludido*, pensar que hablan de él, que se ríen de él, que cuando entra en un local público y dos personas están cuchicheando enseguida piensa que están hablando sobre él. A esto se les llama *autorreferencias*.

Sin embargo, el enfermo ansioso es capaz de razonar y sabe que sus miedos no tienen motivo o, si lo tienen, es por algo concreto, que puede nombrarse; el paranoide va perdiendo poco a poco el contacto con la realidad y cree que sus temores son por completo auténticos. Sentimientos inmotivados de humillación y culpa son característicos en este tipo de enfermos. Percibe amenazas en frases, palabras, miradas, gestos, dobles intenciones, coincidencias con sucesos y casualidades en donde todo coincide en un complot más o menos claro o impreciso. El tiempo subjetivo es amenazante.

4. *Depresiones enmascaradas*. Se denominan así porque aparentemente no existen síntomas depresivos. Sin embargo, un estudio pormenorizado revela que el paciente experimenta una alteración de la percepción temporal que es típica de muchas depresiones. Lo más importante aquí son los síntomas somáticos.

   En este caso, el enfermo vive sobre todo el presente, sin tener demasiado en cuenta el pasado y prácticamente ignorando el futuro. Su percepción del tiempo consiste en una hiperinflación del momento actual, sin tener en cuenta nada más. Es corriente que este tipo de depresiones aparezcan asociadas a manifestaciones de hipocondría: el paciente experimenta con tal intensidad el momento que vive que se somete a un autoanálisis constante en el que encuentra todo tipo de fallos, errores y síntomas somáticos, que le llevan a pensar en lo peor: si le duele la cabeza, eso puede ser un tumor cerebral; si nota taquicardia de cierta intensidad, podría padecer un infarto; y si percibe dificultades respiratorias, podría asfixiarse y morirse; y así sucesivamente.

No en todas las depresiones enmascaradas hay hipocondría. Pero si la hay, el afán de analizarlo todo puede llegar a tal extremo que a veces no puede terminar nada de lo que empieza y tiende a meterse en un ciclo obsesivo que se autoalimenta: observando esos síntomas físicos en los que se ve atrapado y no puede escapar.

En otros casos, el enfermo se centra en un futuro que siente como amenaza. Esto también es típico de los hipocondríacos, siempre tomando precauciones ante peligros que solo existen en su imaginación o posibles enfermedades siempre de la peor estirpe.

5. *Depresiones atípicas.* Dejamos para el final un tipo de depresión en la que la percepción del tiempo se encuentra sujeta a variaciones impredecibles. En algunos casos, el paciente oscila entre el momento que vive y un afán de refugiarse en el pasado que en oca-

siones llega a una añoranza patológica de la infancia o la adolescencia. Otros pacientes, sin embargo, sienten su vida pasada tan llena de momentos negativos que se vuelcan en el futuro como única forma de escapar de un presente que les abruma. Es una forma de trastorno depresivo que con mucha frecuencia se da asociada a alteraciones de tipo histérico o neurótico. *Las depresiones atípicas son un cajón de sastre en donde se almacenan las variedades más diversas en forma y contenido*. Por eso, aquí el tiempo subjetivo y la temporalidad pueden escoger modalidades de muy distinto signo y bizarría.

## Vivencias delirantes y tendencias suicidas

En relación con las vivencias delirantes hay que poner de relieve que por regla general la forma psíquica no las produce, salvo si recae sobre una personalidad paranoide. En cambio, la forma vital va a producir la fábula delirante depresiva o alguno de sus fragmentos: hipocondría, ruina y culpa. También aquí todo se vertebra partiendo del tipo de personalidad previa.

Respecto a las ideas y/o tendencias suicidas, es distinta en cada caso. Mientras la forma psíquica invita a reflexionar sobre la vida, solo incita al suicidio o a actos seriamente autolesivos cuando los acontecimientos son de tal gravedad que en sí mismos son irreparables y significan algo extraordinario para la existencia, cerrando muchas expectativas de porvenir. En otras ocasiones puede suceder que ya existiera previamente un subfondo depresivo latente, que se pone en marcha o se acrecienta a través de esta vivencia nociva.

En la forma depresiva vital, si persiste el descenso del estado de ánimo, si existen antecedentes personales y familiares depresivos y autoagresivos, si no se aplica con prontitud un tratamiento, las ideas de suicidio se convierten en tendencias y de estas se pasa al acto. Influyen aquí, además, la personalidad sobre la que recae la fase depresiva, los antecedentes, la profesión, la instalación humana (soledad, aislamiento, buen nivel de relaciones sociales), etc. Todo este conjunto de elementos periféricos son decisivos para la elaboración final del desarrollo suicida.

capítulo 3

# Algunas depresiones difíciles de tratar

## Depresiones crónicas

Entre las distintas modalidades depresivas nos encontramos con esta. He ido comentando en las páginas de este libro la distinción entre el sustantivo y el adjetivo que acompaña al cuadro clínico: depresión obsesiva (el acento es depresivo), ansiedad depresiva (lo que destaca en primer plano es la ansiedad), depresión paranoide, etc.

¿A qué llamamos *depresión crónica*? Consiste en la perseverancia de la sintomatología clásica de la depresión por un periodo de dos años como mínimo. También se ha hablado de *depresión farmacorresistente*, *depresión refractaria* o de *formas depresivas sin respuesta terapéutica*.

*Muchas depresiones se hacen crónicas por un fallo en el tratamiento*. La importancia de hacer un diagnóstico correcto y saber qué tipo de antidepresivo debemos elegir es esencial. Son muchas las variables que entran en juego para escoger el medicamento más adecuado. *Otras veces hay que asociar dos antidepresivos sinérgicos*, complementarios, como puede ser un tricíclico clásico (imipramina, clomipramina, nortriptilina) y un recaptador de la serotonina (paroxetina). Otras, asociando algún *psicoestimulante*, del tipo del metilfenidato, que activan mucho el plano dinámico. A veces, *cambiar de familia farmacológica* puede ser de gran utilidad, siguiendo aquí las teorías de *los pasillos farmacológicos*. Puede ser necesario *pasar de la vía oral a la intramuscular o la intravenosa*. El tema no se agota ni mucho menos ahí, pues a menudo entramos en una confluencia entre la depresión crónica y la distimia, confundiéndose una y otra; entonces debemos revisar si se ha empleado la *psicoterapia* y qué modalidad: no es lo mismo la *de apoyo* que la *cognitivo-conductual* o la *fenomenológico-estructural* o aquella otra de corte *psicoanalítico*.

*Las distimias y las depresiones crónicas son un auténtico reto para el psiquiatra* y le ponen a prueba, explorando su capacidad de maniobra para sacar adelante a ese paciente que se ha atascado y no puede hacer una vida relativamente normal.

En las *depresiones resistentes al tratamiento* contamos también con algunas estrategias, como la *estimulación magnética transcraneal* (EMT), aplicada en la prefrontal izquierda o en el polo frontal dominante. Aquí los resultados muestran aún luces y sombras, esperanzas y prudencias, por lo que es menester afinar más[8]. Por otra parte, las *técnicas*

8. En una muestra clínica de pacientes tratados en el Instituto Español de Investigaciones Psiquiátricas, habiendo aplicado el tratamiento a 82 pacientes, nos hemos encontrado con una mejoría del 71,2 %, explorando el

*electroconvulsivas* (TEC) siguen teniendo su espacio en estos pacientes, especialmente en la *depresión inhibida* (o *catatónica*, en la que hay un bloqueo psicomotor de gran importancia), en las *formas paranoides* y en las *depresiones alucinatorias* (que son raras y presentan un serio problema de diagnóstico diferencial con las esquizofrenias atípicas o los cuadros esquizoafectivos).

## Depresiones residuales

Distinguir entre una depresión crónica propiamente dicha y otra residual es uno de los retos de la psiquiatría contemporánea. Uno de los detalles que han conducido a esta distinción fue descubierto a raíz del seguimiento clínico de diversos tratamientos con psicofármacos: en casos con síntomas aparentemente idénticos, unas depresiones remitían con facilidad, mientras otras mostraban una gran resistencia a la terapia. ¿Cuál era la diferencia? Aunque guardan cierta relación entre sí, hoy resulta obvio que las depresiones residuales no son exactamente iguales a las crónicas. De este modo, mientras una depresión crónica presenta un curso prolongado que puede darse a partir de la primera fase depresiva, en el caso de las residuales ya se han producido numerosas fases. Por otra parte, las depresiones crónicas suelen darse durante la juventud o los primeros años de la madu-

---

estado depresivo con escalas de conducta (Beck, Hamilton, Bech-Rafaelsen y Montgomery-Asberg).

rez. Las residuales, sin embargo, suelen aparecer en edades más avanzadas, sobre todo en personas que han atravesado por numerosos episodios depresivos a lo largo de su vida.

En otro lugar de este libro hablamos de «residuos depresivos». Con frecuencia la depresión residual parte de esos residuos que se han ido acumulando en el paciente a lo largo del tiempo. Es muy corriente que al manifestarse la depresión residual, mucho tiempo después de las primeras manifestaciones depresivas en la vida del paciente, este ni siquiera recuerde las causas de su tristeza original.

Pocas cosas como las depresiones residuales han contribuido tanto a cambiar la percepción del trastorno depresivo en sus distintas variedades. La psiquiatría moderna ha conseguido un constante afinado de sus técnicas de diagnóstico, con medios como la evaluación conductual, que a su vez han favorecido el desarrollo de fármacos y terapias cada vez más eficaces. Con todo, aquí tampoco se da un acuerdo común entre los especialistas. Se acepta que existe un continuo clínico entre las depresiones crónicas y las residuales, aunque a menudo las diferencias son difíciles de establecer. Numerosos factores influyen en el proceso de diagnóstico: el tipo de paciente, la teoría favorita del médico, la medicación, la aplicación de tal o cual psicoterapia... Por todo ello, en nuestros días es preciso mostrarse flexible y estar dispuesto a modificar criterios ante una enfermedad que se ha convertido en la gran epidemia de las sociedades desarrolladas.

No extrañará saber que los tratamientos, tanto para las residuales como para las depresiones en general, son muy variados. El tipo de fármaco, la dosificación, la duración de las terapias, todo influye, y no hay factor, por nimio que parezca, que el médico pueda pasar por alto. La experiencia clínica es, debo insistir, uno de los elementos básicos, si no el que más, y el especialista ha de mantenerse atento no solo a las novedades, sino también a los interrogantes que puedan surgir. La colaboración entre diferentes especialistas es fundamental, así como el establecimiento de un sólido vínculo entre el psiquiatra y su paciente.

## Depresiones obsesivas

Esta modalidad depresiva tiene sus características propias. Ha sido reconocida desde antiguo, aunque plantea un debate claro en distintos aspectos que conviene matizar, y aunque en la última clasificación del *DSM-V-TR* no aparece este subtipo depresivo, los puntos que se deben aclarar son los siguientes:

Lo primero, si se trata de *un trastorno obsesivo-compulsivo al que se añaden síntomas depresivos como telón de fondo*. Este binomio es bastante común, pero aquí lo esencial y determinante son los síntomas obsesivos, que tienen una correspondencia clínica clara y que podemos resumir de la siguiente manera: ideas obsesivas, actos obsesivos y mundo afectivo.

Las *ideas obsesivas* constituyen un núcleo básico de la enfermedad obsesiva. Tienen un carácter intruso (se meten en la cabeza sin pedir permiso) y actúan de forma extraña, rara, insólita, repetitiva, machacona, parásita, insistente, con dificultad para poder controlarlas. Con frecuencia el paciente trata de combatirlas fabricando *rituales* que de alguna manera compensan ese estado. Esas ideas son pensamientos, imágenes, impulsos que tienen bastante persistencia y que a veces desaparecen y vuelven a asomar, lo que produce una ansiedad significativa. De alguna manera escapan al control del individuo, que ve que le rebasan y dominan. No son temas o cuestiones simples de la vida real, sino vivencias cargadas de ansiedad que producen un enorme malestar psicológico.

¿Cuáles son los principales temas? Contaminación, dudas, obsesiones somáticas, necesidad de simetría y un orden enfermizo, agresividad, contenidos sexuales, temas religiosos, asuntos de índole moral y el paso del tiempo. El enfermo se da cuenta de todo lo que sucede en su escenario mental (pensamientos, impulsos e imágenes), pero no puede combatirlo y algunos intentos por neutralizarlos le conducen a llevar a cabo actos o pensamientos diversos. En el subsuelo de todo ello hay de entrada ansiedad y más adelante afloran síntomas depresivos.

Los *actos o ritos obsesivos* son conductas que a veces se desarrollan con una cierta lógica en relación con el tema. El que tiene miedo a contaminarse se lava muchas veces las manos al día; el que duda patológicamente tiene el rito de comprobar luces apagadas, puertas cerradas, llave del gas. Otras veces no guarda esta relación tan racional. La variedad es amplia. Va desde impulsos elementales (como automatismos, muecas, tics, cosas raras) hasta otros que no tienen ningún objetivo ni finalidad.

Hay, además, *conductas secundarias a las obsesiones*: comprobar, anotar, verificar, las cuales están subordinadas a esos pensamientos obsesivos. Por ejemplo, tendencia a un orden enfermizo, meticulosidad extrema, limpieza patológica.

En otras ocasiones emergen las *conductas mágicas*: hacer algo para evitar males mayores. Un paciente mío tenía que abrir tres veces la puerta del coche y cerrarla, porque si no hacía eso temía que su padre pudiera tener una enfermedad cancerosa y morir. Son actos obsesivo-compulsivos: hay lucha y tensión entre el hacerlos y el no hacerlos.

Son muchas las áreas psíquicas que se ven alteradas aquí: desde la percepción de la realidad (deformaciones frecuentes de la percepción, tiempo de reacción mucho más lento a estímulos exteriores), o del lenguaje (pesado, machacón, reiterativo en los contenidos, precisión y analítica prolija, no saber distinguir lo accesorio de lo fundamental, centrarse en detalles insignificantes, forma circular de hablar, con tendencia a matizar una y otra vez por miedo a que el interlocutor interprete mal sus palabras), a la de la sexualidad (suele ser patológica por todo lo anteriormente dicho: impotencia y frigidez, eyaculación precoz, etc.).

Por último, queda *su mundo afectivo*. Todo lo anteriormente expuesto va condicionando una afectividad propia con una posible mezcla de ansiedad, inquietud interior, miedo anticipatorio, paralización, dudas y síntomas depresivos, que son secundarios (reactivos) a la sintomatología obsesiva. Todo ello formando una rica y compleja amalgama de ingredientes dispersos, que originan un estado de ánimo mixto, muy displacentero.

A veces *las depresiones recaen sobre una personalidad obsesiva*. Aquí la cuestión es distinta. Aparece una depresión que está modulada por la personalidad previa. Cada depresión tiene la singularidad de la persona que la padece.

También es frecuente la *asociación de una depresión y un trastorno obsesivo-compulsivo*. Cada uno con su independencia inicial, que dan lugar a una mezcla *sui generis* de síntomas. En estos casos debemos intentar delimitar la cronología clínica: ¿qué empezó antes y qué vino después? La historia clínica debe darnos la respuesta. En muchos estudios de depresiones mayores se insiste en el alto porcentaje de manifestaciones obsesivas. No obstante, debemos insistir en la cronología: las obsesiones suelen tener un comienzo infantil y juvenil, mientras que las depresiones corresponden más a la edad adulta.

No debemos perder de vista cuál es el origen biológico de las obsesiones. Con los datos que tenemos hasta este momento, parece que desde la neuroquímica, *la serotonina es el neurotransmisor más responsable de esta enfermedad*. Hay muchas evidencias en esto: hoy sabemos que los fármacos recaptadores de esta sustancia (clomipramina, fluoxetina, sertralina, fluvoxamina) reducen los síntomas obsesivos.

Las nuevas técnicas de *neuroimagen* abren un porvenir esperanzador de estas enfermedades. La resonancia magnética nuclear (RMN), la tomografía de emisión de positrones (TEP) o la tomografía axial computarizada (TAC) nos ofrecen un panorama muy sugerente.

Pensar que una depresión obsesiva puede corregirse exclusivamente con medicación es un craso error. La ausencia de una psicoterapia cognitivo-conductual (es decir, que opera sobre el procesamiento de la información y todas las leyes que de ahí se derivan) constituye una equivocación que hace empeorar el cuadro.

capítulo
# 4 Las depresiones en la mujer

## Las depresiones asociadas al cuerpo de la mujer

Hay una clara relación entre hormonas femeninas y depresión. Este es uno de los factores de riesgo. Por él, fundamentalmente, *la mujer es más vulnerable a la depresión* y puede padecerla más a menudo. Existe una estrecha relación entre la función hormonal y los trastornos del humor, dándose en cada uno de los *periodos de la vida genital de la mujer*, como son el *premenstrual*, la *ovulación*, el *embarazo*, el *postparto* y el *climaterio*. En esas circunstancias los cambios bioquímicos son decisivos, así como la disminución o pérdida de la libido, anorgasmia (ausencia de orgasmo), modificación del ciclo menstrual, amenorrea (ausencia de la menstruación), etc.

## El síndrome de tensión premenstrual

En el *síndrome de tensión premenstrual* se asocian síntomas físicos diversos: dolores de cabeza (frontales, fronto-temporales, en la nuca), mastodina (dolores en las mamas, con sensación de hinchazón), dolores abdominales (en la zona de proyección de los ovarios), dolores lumbares, cansancio anterior al esfuerzo, molestias en las piernas, etc.; entre los síntomas psíquicos nos encontramos con lo más significativo para nuestro tema: tristeza, llanto fácil, hipersensibilidad psicológica (todo le afecta demasiado), grandes cambios de humor de unas horas a otras, irritabilidad, ansiedad, a veces agresividad o desproporción en las reacciones estímulo-respuesta (una pequeña contrariedad produce un efecto negativo desproporcionado), etc. Hoy se sabe que en torno al 70 % de las mujeres lo padecen y que el 40 % tienen síntomas significativos, de cierta entidad.

Se ha insistido mucho aquí en tres manifestaciones: síntomas depresivos, labilidad afectiva y los signos físicos apuntados. A veces se asocia al final el *síndrome de la ovulación*, lo que complica y aumenta los síntomas. Aunque es muy corriente, las consecuencias, en algunos casos, pueden ser graves, incluso llegándose en ocasiones extremas a intentos de suicidio.

## Las depresiones en el embarazo

Nos encontramos con las *depresiones gravídicas*, que son las que suceden en el curso del embarazo: son las menos frecuentes y, según dicen los distintos trabajos de investigación, se pueden dar al final del embarazo, un mes antes aproximadamente del parto.

Una cosa es un embarazo deseado y otra, bien distinta, el no deseado. En el segundo caso pueden aparecer manifestaciones de ansiedad que terminen en una depresión. Aquí las variables son muchas: en mujeres solteras, adolescentes, sin recursos, en plenos estudios, con la oposición de sus padres, como consecuencia de una relación afectiva muy endeble, etc. Todos esos elementos configuran un *mapa de la adolescente embarazada* complejo, con muchas implicaciones y matices, que pueden dar lugar a formas depresivas diversas y abigarradas.

Ciertos antidepresivos no deben emplearse durante el embarazo y la lactancia, aunque con matices. Son muchas las mujeres que consultan antes de quedarse embarazadas para saber qué pueden tomar durante la gestación si se presentara un episodio depresivo; otras lo hacen una vez embarazadas y, finalmente, un grupo se preocupa de si durante la lactancia puede recibir fármacos antidepresivos y cuáles. En el momento actual no existen datos concluyentes. Durante los tres primeros meses del embarazo sí pueden recibir ansiolíticos a dosis bajas. La información más exhaustiva sobre la exposición de antidepresivos durante el embarazo y antes del nacimiento del bebé corresponde a la *fluoxetina* (Adofen, Reneuron, Prozac, etc.). Ningún estudio ha constatado la aparición de malformaciones en el niño, ni riesgo de aborto con estos fármacos. Sí se ha puesto de relieve que el empleo de la fluoxetina durante el tercer trimestre del embarazo producía algunas complicaciones perinatales: nerviosismo, ansiedad generalizada, taquipnea (respiración más rápida y acelerada), etc., pero no en todos los casos estudiados.

El empleo de antidepresivos tricíclicos antes del nacimiento del bebé tampoco parece incrementar el riesgo de malformaciones congénitas, aunque estos fármacos pueden producir una toxicidad neonatal transitoria o síntomas de abstinencia cuando se toman en fechas próximas al parto (letargo, hipotonía, estreñimiento, taquicardia, retención urinaria, etc.).

Hay algo que quiero señalar porque me parece muy interesante a la hora de ser prácticos: *durante el embarazo es preferible utilizar imipramina, desipramina o nortriptilia, por sus menores efectos adversos* (tanto anticolinérgicos como referidos al descenso de la tensión arterial), *ajustándose las dosis al mínimo*. También se han comunicado buenos resultados con la mirtazapina, con ausencia de malformaciones y complicaciones.

A la hora de elegir un antidepresivo en una mujer embarazada, los médicos psiquiatras debemos pensarlo despacio y podemos consultar la lista que establece la Food and Drug Administration (FDA), que clasifica dichos medicamentos en cinco grupos, en función del riesgo que se haya demostrado para el feto:

**Grupo A:** se ha demostrado con estudios controlados que este grupo de antidepresivos no han supuesto riesgo alguno para las mujeres embarazadas.

**Grupo B:** indica que no existen en la actualidad pruebas que confirmen riesgo.

**Grupo C:** no está contraindicado.

**Grupo D:** se habla de pruebas claras y fehacientes de riesgo, lo que significa que no deben emplearse.

**Grupo X:** indica que esta medicación está totalmente contraindicada.

No olvidemos que los antidepresivos utilizados durante el embarazo exponen el cerebro del feto a sustancias psicoactivas, en un momento en que se está desarrollando su sistema nervioso. Su cerebro tiene aún escasa mielinización, lo que permite que esas sustancias se almacenen más fácilmente ahí, lo que puede acarrear consecuencias negativas para el feto.

En cualquier caso, la retirada del antidepresivo antes del parto constituye una medida más que razonable, sobre todo si el estado de ánimo es al menos mediano, aunque no bueno o excelente. Si se mantiene el antidepresivo en esa mujer hasta el final del embarazo, debe ser seguida con minuciosidad y explorada cada semana. Cada caso debe ser evaluado individualmente, sabiendo el número de fases depresivas que esa persona ha tenido y el espacio libre de síntomas entre un episodio y otro. En las mujeres con recaídas rápidas y de cierta gravedad tras la suspensión del medicamento, debe mantenerse este durante todo el embarazo.

También aquí la información del psiquiatra debe ser exhaustiva y es preciso que esa mujer firme el consentimiento informado de los riesgos que puede correr y que comprende toda la información suministrada.

La depresión durante el embarazo implica riesgos para la madre y para el feto. Tras el nacimiento, si aparece la depresión postparto, esta puede interferir en el establecimiento de los vínculos madre-hijo, lo que puede tener unos efectos negativos para ese niño. En tales casos es de mucho interés la aplicación a la madre de psicoterapia, terapia de pareja o grupos de apoyo, que pueden servir para fortalecer su personalidad. *Hoy sabemos que los riesgos de tomar antidepresivos durante el embarazo y la lactancia no son tantos, comparados con las ventajas*, según los últimos trabajos y estudios de investigación.

La *supresión del tratamiento debe hacerse progresivamente*. En ningún caso se puede interrumpir una pauta concreta de pronto, de la noche a la mañana, sin más, pues es habitual una vuelta a los síntomas depresivos en breve. Los antidepresivos no producen adicción (a diferencia de los ansiolíticos). Las mujeres responden de manera similar a los hombres en relación con los antidepresivos.

He insistido mucho en el tratamiento de la depresión bipolar. Hoy tenemos como principales medicamentos para alcanzar la *eutimia* (el equilibrio, el conseguir que ese sujeto se mantenga en la banda media del estado de ánimo, ni eufórico ni depresivo) el *litio* y el *valproato sódico*. A reglón seguido, la *carbamacepina* y la *oxcarbamacepina*. Detrás, muy cerca, toda una lista: *lamotrigina, topiramato, GABA, levetiracepam,* etc.

## La depresión postparto

La *depresión postparto* tiene mucho interés y se da en las primeras cuatro semanas después del parto. Las tasas de prevalencia oscilan, según los numerosos trabajos, entre el 10 y el 40 %. Suele iniciarse a las dos semanas de dar a luz, aunque algunas se presentan a los pocos días del parto, con un carácter de inmediatez. Los primeros síntomas suelen mezclar la tristeza y el decaimiento de ánimo con un rechazo al bebé que a veces se asocia con sentimientos de incapacidad para quererlo de cara al futuro. Es de gravedad moderada, aunque en mi experiencia personal he visto algunas severas, acompañadas de ideas y tendencias autodestructivas. La respuesta a los antidepresivos es variable, pero si el tratamiento se inicia con prontitud a la aparición de los síntomas, la recuperación puede ser buena. He visto resultados muy positivos aplicando antidepresivos en vena y vía oral. Los nuevos elevadores del ánimo recaptadores de la serotonina son bastante eficaces en las depresiones inhibidas (aquellas en las que esa mujer está muy parada, como bloqueada).

Hay que mencionar también los *blue post partum*, una reacción emotiva de la mujer a los dos o tres días de empezar el puerperio, cuya sintomatología está caracterizada por tristeza, llanto, ansiedad, cambio de ánimo, inestabilidad psicológica, hipersensibilidad a estímulos negativos y labilidad afectiva. Todo eso forma una especie de conglomerado de carácter *depresivo ansioso desdibujado y breve*, que a veces se acompaña de un cierto estado *con-*

*fusional* y que se da entre el 20 y el 60 % de las mujeres que dan a luz. Suele durar una o a lo más dos semanas y a veces se resuelve de forma espontánea. La mayoría de los autores dicen que está ocasionado por cambios hormonales inmediatos al postparto, en relación con la progesterona, estrógenos, prolactina, cortisol, hormonas tiroideas y el AMP cíclico. Parece ser que es difícil quedarse con un solo factor desencadenante o exclusivo, siendo diversos los que interactúan unos con otros. Es leve. Se cura de forma natural, pero en ocasiones es el principio de una depresión postparto.

## La menopausia

Las *depresiones en la menopausia* son frecuentes y se deben a un importante cambio hormonal que se da en la mujer. La retirada de la menstruación se produce en la actualidad entre los cuarenta y cinco y los cincuenta y cinco años, aunque es en la cercanía de los cincuenta cuando es más habitual, sobre todo cuando la esperanza de vida de la mujer se sitúa en torno a los ochenta y dos años.

La OMS (Organización Mundial de la Salud) nos define la *premenopausia* como el periodo fértil de la mujer anterior al cese del ritmo menstrual. Y *menopausia,* como el cese permanente de la menstruación (doce meses de amenorrea, es decir, de ausencia de menstruación) que resulta de la pérdida de actividad folicular ovárica.

No siempre la menopausia se asocia con la depresión.

*La menopausia está producida por una atresia folicular ovárica* (oclusión de una abertura natural) que se produce de forma natural y que se asocia con una disminución de dos hormonas: estrógenos y progesterona. Al disminuir el funcionamiento del ovario, cesa el sangrado menstrual. En el periodo anterior, en la *premenopausia*, aparecen cambios en la temperatura corporal (oleadas de calor y de frío), oscilaciones frecuentes en el estado de ánimo, hipersensibilidad psicológica, ansiedad generalizada, miedos difusos, alteraciones del sueño, etc.

La *menopausia quirúrgica* es aquella que se produce cuando tras una operación a la mujer le extirpan los ovarios y el resto del aparato reproductor, lo que se llama *histerectomía*. Muchos trabajos de investigación subrayan que *la menopausia quirúrgica produce más depresiones que la menopausia natural, las cuales siempre se acompañan de ansiedad*.

Tanto en la menopausia natural como en la quirúrgica, la llamada *terapia hormonal sustitutiva* (TSH) es una indicación importante. Hasta la fecha todas las explicaciones que se han dado sobre ella es que su causa es debida al *cese de la función de los ovarios*, lo que origina una *carencia de estrógenos y una alteración de los neurotransmisores cerebrales*. La TSH consiste en la administración pautada y controlada de estrógenos solos o asociados a la progesterona, incluso algunos autores hablan de que esta medicación en algunos casos puede ser más útil que los mismos antidepresivos. Otros son menos optimistas y ven los posibles efectos secundarios como peligrosos (problemas cardiovasculares, osteoporosis, disminución de la libido, etc.). La terapia hormonal sustitutiva puede ser eficaz, siempre que se aplique con un seguimiento y control precisos, evaluando efectos positivos y efectos secundarios.

## Las depresiones tras el aborto

Son muy frecuentes las *depresiones tras un aborto voluntario*[9], que sumergen a esa mujer en una depresión insidiosa que va de menos a más, dejando de cara al futuro una huella importante que asoma y se esconde de manera intermitente: la soledad, la falta de apoyo familiar, los sentimientos de culpa, los conflictos vividos que han terminado en esa decisión, la tristeza reactiva, etc.

Las *depresiones tras un aborto espontáneo* pueden suceder, pero dependen de diversos factores: tiempo de la gestación (no es lo mismo el aborto a las pocas semanas que cuando el embarazo lleva muchos meses), si es de una primípara (es su primer embarazo) o de una multípara (ha tenido ya varios embarazos), si había puesto mucha ilusión en ese hijo o si ha sido un embarazo no buscado ni deseado, si se ha acompañado de alguna enfermedad física concomitante, etc. Son menos frecuentes que las anteriores, ya que no implican una decisión personal grave.

---

9. Remito al trabajo de Gómez Lavín, «Las depresiones postaborto voluntario». Congreso Nacional de Psiquiatría, Sevilla, 2011. Es interesante saber la gama depresiva que puede asomar aquí.

# capítulo 5 El síndrome de estar quemado *(burnout)*

## Sobrecarga emocional en el trabajo

En los últimos años se ha popularizado la expresión *estar quemado*, concepto que es menester apresar, ya que al utilizarse con gran frecuencia, su significado se ha desdibujado y se emplea de forma imprecisa. Veamos en primer lugar sus características fundamentales:

1. *Agotamiento emocional*: cansancio físico y psicológico, con disminución de los recursos personales y una cierta pérdida de la vitalidad.
2. *Deshumanización*: la cual se acompañaba de *despersonalización* (una cierta extrañeza de uno mismo), insensibilidad en el trato, actitudes negativas y un cierto grado de cinismo hacia las personas que debían recibir sus servicios.
3. *Falta de realización personal*: con tendencias a valorar el propio trabajo de forma negativa, pérdida gra-

dual del gusto por ese tipo de tarea, con sensaciones de insuficiencia para esa actividad, que se acompañaban de bajo nivel de autoestima y respuestas negativas hacia uno mismo.

4. *Síntomas físicos de estrés*: agotamiento, cansancio anterior al esfuerzo, nerviosismo, taquicardia, opresión precordial y un malestar difuso generalizado.

## Del desgaste profesional a la fatiga crónica

El cansancio es un síntoma muy frecuente. No solo en el ámbito de la medicina, sino que en el lenguaje diario es ampliamente manejado. Aproximadamente algo más del 20 % de la población que solicita asistencia médica se queja de ello. Generalmente tiene un carácter pasajero, transitorio, ocasionado por días, semanas o una temporada de mayor trabajo o de una actividad acompañada de estrés. Son circunstancias especiales de la vida. Sin embargo, un grupo minoritario se queda anclado y padece una fatiga persistente, que se va instalando, sin que se acompañe de anemia o hipotiroidismo o ninguna infección o cuadro clínico somático que lo explique.

*El síndrome de fatiga crónica es una afección caracterizada por un cansancio profundo de una duración no inferior a seis meses, cuyas pruebas de exploración física o de laboratorio no aportan nada que lo justifique.* Estas personas ven muy limitada su actividad, lo que da lugar a bajas laborales y graves repercusiones personales y familiares. El síntoma más importante es una mezcla de cansancio, debilidad, impotencia, aplanamiento y flojedad que lleva a un estado de postración y desfallecimiento que se vive como abrumador, produce un gran desaliento y se va haciendo crónico. A ello se añaden alteraciones del sueño, trastornos cognitivos (mentales: distorsiones perceptivas, deficientes interpretaciones de uno mismo en sus capacidades y del ambiente familiar y social). Bautizado con el nombre de *síndrome de fatiga crónica*, su definición presenta los siguientes siete síntomas: gran cansancio, que limita seriamente el nivel de actividad de esa persona, disminución de la concentración (y también de la memoria), dolor muscular (a veces asociado a rigidez), dolores de diversas articulaciones (molestias y dolores multiarticulares), dolores de cabeza (de diversa localización, pero que no son debidos a otro diagnóstico), sueño no reparador y fatiga excesiva tras cualquier tipo de esfuerzo.

*El desgaste profesional que aterriza en el síndrome de estar quemado sucede cuando esa persona está sobrepasada y su capacidad positiva de adaptación ya no funciona.* Hay aquí impotencia, una cierta imposibilidad para luchar de forma racional y que eso se acompañe de resultados buenos. Fallan las estrategias de afrontamiento y va a haber una afectación física y mental que se acompaña de manifestaciones psicosomáticas. *El* burnout *significa un gran deterioro profesional, que se acompaña de absentismo laboral, rotaciones de trabajo frecuentes, ansiedad, miedos diversos, depresión e incluso el deseo de abandonar ese puesto de trabajo.*

Hay varias etapas: todo se inicia con un *cansancio psicológico* en el que se mezclan una pérdida de energías que después se desplaza hacia una *despersonalización*: respuestas frías, distantes, glaciales, monosilábicas, sin alma, con trato distante hacia los clientes, los enfermos o la gente con la que tiene que contactar. De aquí se pasa a la *falta de realización personal*: el trabajo se vuelve pesado, poco grato, se va haciendo de mala gana y se tiene la vivencia de que no sirve para algo positivo, con una percepción de uno mismo cada vez peor.

## Diferencias del *burnout* con otros padecimientos psiquiátricos

Hay similitudes y diferencias con otros cuadros clínicos habituales en la práctica de la psiquiatría que conviene deslindar. Dibujar unas fronteras claras y nítidas entre unos y otros puede resultar difícil en algunas ocasiones. Por ello quiero matizar estos aspectos:

1. *Agotamiento*. En el cansancio por un trabajo fuerte, denso, estresante, esa persona está contenta con lo que hace, le gusta, disfruta de esa tarea y le gustaría que el ritmo vertiginoso de esa actividad fuera más suave, con espacios de tiempo libre. Aquí se trata de un cansancio posterior al trabajo gustoso que se hace y que tiene esta consecuencia natural, lógica. En la fatiga por el esfuerzo realizado hay sa-

tisfacción y gozo de ver los logros alcanzados y el merecido descanso es recibido de forma positiva y armónica. En el *síndrome de estar quemado* hay un sentido del fracaso y un disgusto por la actividad que se lleva adelante.

2. *Insatisfacción por el trabajo*. Aquí pueden ser muchas las variables. Hacer un trabajo que a uno no le gusta o no le va o cuando el ambiente no es bueno o tiene un nivel bastante inferior en relación con los estudios alcanzados. Aquí no se está quemado, hundido, indiferente, sino que uno percibe que debe mejorar su estatus profesional y que lo que ahora se está haciendo es un puente para ir a más: el carácter transitorio o pasajero tiene aquí una enorme fuerza. El *burnout* es bastante más que eso.
3. *Trabajo impersonal y con escasa autorrealización*. Aquí estamos hablando de tareas demasiado mecánicas, en donde el profesional funciona muchas veces casi como un autómata. En el *burnout* hay un choque con el resto de las personas, tanto con los del mismo trabajo como con las personas a las que sirve, con roces continuos, silencios, tensiones, etc.

## Diferentes tipos de *burnout* o síndrome de estar quemado

1. *La enfermedad de Tomás*. Es considerada como una modalidad del *burnout* y se delimita cuando alcanza

un tono masivo y tiene como síntomas inmediatos la *crisis de identidad profesional* y una *indiferencia crónica ante la docencia, la asistencia y la investigación que deben hacer los médicos de hospital.* Tiene que ver con lo que está ocurriendo en los últimos años en la medicina, en donde el nivel socioeconómico y la gratificación personal por ese tipo de trabajo conducen a una vivencia profesional cada vez más devaluada.

2. *Crisis existenciales.* Son muy frecuentes hacia la mitad de la vida y son miradas de reojo a lo que ha sido nuestra razón de vida. En el *burnout* uno se ha ido quemando y cada vez cree menos en el sistema, en el entorno, en uno mismo... y esto provoca una mezcla de escepticismo, indiferencia hacia lo que uno hace y un malestar profesional muy acusado, que va conduciendo a preferir no ir al trabajo y no entregarse en ese ambiente laboral.
3. *Depresión.* Aquí es donde podemos encontrar más dificultades para distinguir el *burnout* de una depresión clínica. La depresión es una enfermedad del estado de ánimo, que si es exógena (reactiva), quiere decir que es debida a algo, condicionada por uno o varios factores negativos que se suman y dan lugar a este bajón del ánimo patente y grave. *El estar quemado y la depresión conviven con frecuencia, superponiéndose unos síntomas con otros.* Son hechos clínicos muy relacionados, pero independientes. En el *burnout* hay un desgaste profesional como eje central. En la depresión, la clave es la tristeza y el hundimien-

to psicológico; el primero afecta más al trabajo y a su contexto, mientras que la segunda se refiere a un fenómeno más global; aquel es de procedencia laboral, mientras que esta es de fondo más generalizado.

En cuanto al tratamiento hay diferencias marcadas: en el *burnout* hay que restablecer un orden laboral alterado; en la depresión hay que emplear antidepresivos y algo de psicoterapia.

4. *Indefensión aprendida*. Se refiere en origen al aprendizaje de ciertos animales de experimentación cuando no podían escapar de una situación negativa. Más tarde se extrapoló esto a la psicología humana, al mencionar vivencias muy negativas de las que no se puede uno librar y hay que sufrir inevitablemente. Hay tres características que definen este *helplessness*: que se aprecie claramente un sentido de derrota, una pasividad total, un agotamiento emocional que lleva a no implicarse en el trabajo; presencia de una historia de acontecimientos en los que el sujeto no perciba su control (como, por ejemplo, la falta de progreso de clientes); pensamientos negativos y distorsionados sobre la imposibilidad de mejorar la situación y darle un giro en positivo. Pero, insisto, *en el síndrome de estar quemado lo específico es un contexto laboral que se ha agotado a sí mismo y en el cual el individuo está roto y plano*.
5. *Ansiedad*. Hay varias modalidades de ella, pero las dos que aquí más nos interesan para comparar con el *burnout* son la *ansiedad generalizada* por un lado y el *estrés* por otro. En la ansiedad (exógena o

endógena) la vivencia tiene unos matices claros que afectan a lo físico (taquicardia, sudoración, pellizco gástrico, dificultad respiratoria) o a lo psicológico (temor a la muerte, temor a perder el control o a la locura: son los tres espectros amenazadores más graves que se viven en los momentos estelares). En el *burnout* hay ansiedad laboral, es decir, muy ligada a los hechos profesionales y al desgaste que de allí se desprende, pero la ansiedad es secundaria y fuera de ese espacio disminuye y se suaviza.

El estrés es la versión moderna de la ansiedad y consiste en un ritmo trepidante de vida sin tiempo para nada, más que para trabajar: estar permanentemente desbordado de trabajo, por dificultad para decir que no ante las grandes demandas de tareas profesionales que se suceden como en un carrusel de hechos sucesivos, continuos, sin parar. Esto es *estrés laboral*, pero ese trabajo ingente se hace con gusto, uno se siente identificado con aquello que lleva entre manos y percibe que lo que hace es coherente y tiene un sentido y sirve de ayuda a los demás. En el estar quemado, la vivencia laboral es negativa y todo se vuelve absurdo y sin sentido, porque falla el sistema.

*El síndrome de estar quemado es una respuesta a un estrés laboral o profesional, por un deterioro, erosión, agotamiento, que lleva a una vivencia negativa, a sentirse uno extenuado, consumido y sin capacidad de reacción*. Insisto: es una forma de *depresión exógena* o *reacción depresiva*, que tiene un fondo crónico.

capítulo 6

# Tratamiento de las depresiones

## Diagnosticar bien la depresión

La primera tarea debe ser establecer qué clase de depresión ha sido diagnosticada. Hoy, la palabra *depresión* tiene una utilización excesiva, que ha conducido de alguna manera a *llamar depresión a casi todo sufrimiento*, de tal modo que se confunden los criterios y eso puede llevar a usar antidepresivos cuando esa persona puede tener otra cosa distinta. *La clínica es la gran maestra, pues enseña lecciones que no vienen en los libros*. El lenguaje de las palabras debe ser desentrañado para esclarecer qué se esconde debajo de él.

El conocimiento minucioso de las distintas formas depresivas nos ha llevado a diagnosticarlas más y precisar qué modalidad tenemos delante. Por ejemplo, hoy sabemos que muchos trastornos de conducta infantil y de la pubertad son *depresiones enmascaradas*, formas clínicas camufladas que se presentan ante nosotros bajo otra fachada (fracaso escolar, el niño que deja de jugar y participar en el colegio, inapetencia para comer, etc.), ya que a esas edades no se ha elaborado aún la capacidad de introyección ni se sabe cómo describir sentimientos o expresiones afectivas más finas (tristeza, apatía, melancolía, etc.). De la misma manera, existen *síntomas preclínicos de la depresión*, que incluyen manifestaciones iniciales, difusas, poco precisas, que pueden ser de una amplia banda de síntomas. Los *límites de la depresión mayor* deben ser evaluados adecuadamente:

1. Los *síntomas esenciales* deben estar presentes: estado de ánimo depresivo (tristeza, apatía, decaimiento, falta de ilusión, ganas de llorar), incapacidad para sentir placer (*anhedonia*), cansancio o fatiga (sensación de agotamiento anterior al esfuerzo), insomnio (o lo contrario, demasiadas ganas de dormir: hipersomnia), sentimientos de vacío y desesperanza, y suele ser muy frecuente la ansiedad (aunque en un número pequeño las depresiones se manifiestan sin inquietud ni exterior ni interior).
2. Que *el nivel de gravedad afecte al funcionamiento de esa persona*. No se trata de *estar bajo de tono*, expresión muy frecuente del lenguaje coloquial, sino de algo bastante más denso y severo. La actividad de ese individuo queda cortada y disminuida: trabajo, relaciones sociales, actividades de la vida ordinaria, rendimiento.
3. La *duración* debe ir de las dos semanas, como mínimo, hasta las seis u ocho. Un cambio de ánimo negativo de breve duración no puede ser calificado como una depresión en sentido estricto.

4. El *número de síntomas* debe ser de tres o cuatro de los señalados como esenciales. Sin ellos, sin su presencia, no debemos poner la etiqueta de depresión.
5. Hay un hecho muy significativo, la llamada *prueba exjuvantibus*, que describiré de la siguiente manera: la aplicación de antidepresivos durante unos diez días nos da una primera exploración, ya que si ese sujeto ha mejorado de sus síntomas (medido esto mediante una escala de evaluación de conducta) de forma objetiva, podemos hablar de que *realmente* estábamos ante una depresión. Aquí las anécdotas pueden ser muchas.
6. Existe la *depresión subumbral*, que es aquella que no satisface los criterios diagnósticos antes mencionados. Muchos de ellos se recuperan espontáneamente, con síntomas pasajeros, transitorios, de poca intensidad y a los que el clínico avezado no debe dar importancia.

Todo esto nos pone frente a una cuestión básica: establecer un diagnóstico correcto, preciso, claro, contundente, medido mediante algunas escalas de conducta que nos permitan repetirlas y observar la mejoría.

## Formas de tratar una depresión

Debemos establecer cuatro grandes bloques de tratamiento:

En primer lugar, tenemos la *farmacoterapia*, que se refiere no solo a los antidepresivos, sino también a las técnicas electroconvulsivas (TEC), la *estimulación magnética transcraneal* y *las curas de sueño*. Todas ellas buscan actuar sobre el cerebro y, en concreto, sobre el origen que causa la enfermedad. Esto es especialmente válido para la *depresión endógena*.

A continuación, la *psicoterapia*, que tiene diversas técnicas y que van desde las que significan un apoyo, pasando por otras más elaboradas, como la comprensiva, la fenomenológica estructural o la cognitivo-conductual. La mayoría de ellas deben aplicarse en las *depresiones exógenas*. Un buen médico psiquiatra y un psicólogo experto saben que existe una *psicoterapia implicata*, que consiste en conseguir una buena relación con su paciente, estableciendo relaciones positivas de confianza recíproca.

En tercer lugar está la *laborterapia*. Una persona sin trabajo, en paro laboral o con un trabajo que le tiene desmotivado o que sufre un *síndrome de estar quemado* tiene más posibilidades de no superar su depresión. También ese factor debemos tenerlo presente.

Finalmente, nos encontramos con la *socioterapia*. Hoy el aislamiento, la soledad y el vivir en grandes ciudades con mínimas relaciones humanas es muy frecuente y da lugar a vidas tipo «lobo estepario».

Yo añadiría a esta *tetralogía terapéutica* un quinto componente: la *biblioterapia*. Me explico: para muchos pacientes es muy provechoso leer un libro sencillo y claro, que explique el porqué de su padecimiento. Es una forma de conseguir *insight*, tener conciencia de lo que a uno le sucede.

*La psiquiatría es ciencia y arte, rigor y estilo, contenido y forma.* Cada uno de los cuatro elementos terapéuticos tiene su propio perímetro, que a su vez se abre en abanico y se diversifica en aspectos muy concretos.

## La farmacoterapia

Varias consideraciones previas son de interés para saber sus efectos clínicos y los efectos secundarios (o nocivos de los antidepresivos). Para empezar, todos los antidepresivos tardan en hacer efecto entre una y tres semanas aproximadamente desde que se instaura el tratamiento. Pero los efectos secundarios aparecen inmediatamente, con lo cual se produce *un empeoramiento paradójico* al poco de iniciar su aplicación. Muchos pacientes nos dicen: «Doctor, estoy peor que al principio y noto la boca muy seca, atontamiento de cabeza, visión borrosa, estreñimiento, temblores en las manos y malestar general». Hay que explicarle *a priori* que eso es así, que es lo normal y que es necesario esperar hasta alcanzar los *efectos curativos o clínicos.* A algunos les cuesta esta espera y deciden abandonar por su cuenta el tratamiento. Como ellos firman el *consentimiento informado*[10] antes de empezar a tomar la medicación, el psi-

10. Es un documento que firma el paciente después de que el psiquiatra le haya explicado los posibles efectos secundarios de ese medicamento (todos tienen algún efecto secundario), y que aquel acepta, asumiendo así esa realidad. No olvidemos que la medicina se ha vuelto judicial.

quiatra debe apoyar la continuidad en la toma de los fármacos.

Es preciso hacer una serie de observaciones relativas al uso de farmacoterapia, que varía, entre otras cosas, según sea la depresión de tipo psíquico o vital. La forma psíquica puede ser susceptible a tratamiento con dos tipos de fármacos: ansiolíticos o psicorrelajantes por un lado; hipnofacilitadores por otro. Por los primeros se consigue disminuir la ansiedad, vivida como un temor expectante frente al futuro. Por los segundos ayudamos a que el sujeto duerma, lo que suele ser uno de los mejores momentos del día. Pero hay que subrayar que la utilización de antidepresivos en las reacciones depresivas es un error, ya que el cambio negativo de la afectividad no depende de causas físicas.

En la forma vital el tratamiento de elección sí son los fármacos antidepresivos. El diseño farmacológico debe completarse con sedantes e hipnofacilitadores.

Quiero sistematizar ahora los principales *efectos secundarios* de los antidepresivos tricíclicos y afines, aunque también se dan en los otros grupos de antidepresivos, y con matices:

- *Efectos anticolinérgicos*: sequedad de boca, estreñimiento, retraso del vaciado gástrico, hipotensión arterial, taquicardia, palpitaciones, sensación de mareo, inestabilidad espacial, vértigo, visión borrosa, sudoración excesiva, dilatación pupilar (midriasis), retención urinaria, disminución de la libido sexual y retraso de la eyaculación.

- *Efectos cardiovasculares*: arritmias, bloqueos cardiacos, taquicardia sinusal.
- *Efectos alérgicos*: anemia, leucopenia (disminución de los glóbulos blancos en sangre), eosinofilia (el eosinófilo es una variedad del leucocito, que contiene en su protoplasma granulaciones eosinófilas; aquí se observa un aumento de ellos), exantema cutáneo, etc.
- *Efectos centrales*: aquí lo más destacado es la sensación de estar como sedado, confusión, desorientación tempo-espacial, temblores en las manos (hiperquinesia fina), disfunción sexual, etc.
- *Efectos endocrinológicos*: ausencia de la menstruación (amenorrea), secreción de leche en las mamas (galactorrea), aumento de peso y, como ya he comentado, también descenso de la libido.
- *Síndrome de la retirada brusca de la medicación*: cuando esto se produce por los motivos que sean (la voluntad del propio paciente, un mal consejo de un médico no psiquiatra, etc.), lo más frecuente es malestar general, dolores de cabeza, sensación de atontamiento mental, nerviosismo e irritabilidad, náuseas y vómitos.
- *Efectos neurológicos*: en ocasiones, síntomas extrapiramidales (crisis oculógiras, movimientos ideo-motores, espasmos de torsión), parestesias (sensaciones raras, extrañas, de distinta localización corporal, especialmente en manos, brazos, etc.), impaciencia muscular (acatisia), crisis epilépticas si hay una cierta predisposición, alucinaciones, ideas delirantes.

Es importante *usar las dosis adecuadas*, pues no es lo mismo una depresión leve, mediana o grave. Esa valoración la hacemos con instrumentos de cuantificación, que son las distintas escalas de evaluación conductual, que son muy prácticas en este sentido. El tratamiento debe mantenerse al menos durante unos cuatro a seis meses después de la desaparición de los síntomas, lo que se denomina *medicación de mantenimiento*, que se irá disminuyendo gradualmente, en función de la mejoría alcanzada.

En casi todas las depresiones hay *ansiedad*[11], por lo cual es necesaria la aplicación de *ansiolíticos*, que disuelven la ansiedad y deben darse en función de la intensidad de esta. Esta doble sintomatología depresiva y ansiosa convive a la vez. La pericia del médico es clave para saber cuándo hay que aumentar una y disminuir otra en las sucesivas revisiones. Asimismo, casi siempre debe aplicarse un *hipnótico* o medicamento *facilitador del sueño*. Dichas sustancias hacen descender el nivel en sangre del antidepresivo en torno a un 30 %, por lo que hay que valorar y seleccionar cuál utilizamos y a qué dosis.

En las *depresiones resistentes a la farmacoterapia* debemos hacer varias cosas. Por ejemplo, comprobar si la depresión tiene muchos ingredientes psicológicos (reactivos, exógenos, por acontecimientos de la vida misma). Además,

---

11. Es una emoción negativa que se vive en forma de miedos y temores diversos, presidida por la anticipación de lo peor y que se puede manifestar a distintos niveles (físico, psicológico, conductual, mental o cognitivo y social o asertivo).

hay que intentar cambiar el medicamento, utilizar otra familia bioquímica. En algunos casos es eficaz la asociación de dos antidepresivos, que tienen un efecto sinérgico, complementario y observar la evolución.

En los casos en los que siga siendo nula la respuesta, se hacen necesarias técnicas alternativas. Las más frecuentes son el TEC[12] (terapia electroconvulsiva), la *estimulación magnética transcraneal*[13] y las *curas de sueño*, así como otras estrategias antidepresivas a las que me referiré más adelante. Son circunstancias que ponen a prueba al psiquiatra y le obligan a revisar sus conocimientos sobre el tema.

Hay que tener cuidado con ciertas *enfermedades físicas*, en las cuales el uso de antidepresivos no debe darse. Tal sucede en la hipertrofia de próstata o en la hipertensión ocular. Tampoco hay que administrarlos tras un infarto de miocardio reciente o en casos de glaucoma y epilepsia (aquí con matices).

Es igualmente necesario *tener en cuenta las interacciones con otros medicamentos*: desde los antibióticos a las sulfamidas, pasando por los analgésicos, anticoagulantes, etc. Todo ello requiere una experiencia probada y un conocimiento de la historia clínica biológica (no solo psiquiátrica) de dicho paciente. Tienen acciones contraindicadas con an-

---

12. Sigue siendo muy eficaz. Hay que saber seleccionar en qué casos debe aplicarse. Se hace con anestesia general. Fue diseñado inicialmente por los italianos Cerletti y Bini.

13. En una amplia muestra de pacientes tratados por nosotros (*Rojas* et al., 2011), tiene una eficacia terapéutica del 71,2 %. Fue diseñada por los israelitas Nyemeyer y Gresaro.

ticolinérgicos, anticoagulantes orales, antidiabéticos orales, antihistamínicos, etc.

En aquellos enfermos depresivos con tendencias suicidas manifestadas claramente ante sus familiares y cuando el médico tiene conciencia de dicho riesgo, hay que explorar estas conductas y contemplar la necesidad de un ingreso hospitalario, de forma que esa persona esté vigilada y exista un control permanente de su comportamiento.

Si en la historia clínica se ha observado que existen *fases depresivas recurrentes*, se debe indagar si coinciden con algunas estaciones del año, pues hoy sabemos que son la primavera y el otoño las épocas más habituales en donde aparecen estas depresiones estacionales. En tales casos es recomendable recurrir a los estabilizadores del ánimo (también conocidos como normotímicos, eutímicos, o frenadores de la recaída en un lenguaje más coloquial y menos académico). En esa línea están sobre todo los metales (como el litio, el valproato sódico, la carbamacepina y otros), que requieren un análisis de sangre periódico para saber cómo se absorben.

Los antidepresivos pueden clasificarse de diferentes maneras, una de ellas según el número de anillos bencénicos: monocíclicos, bicíclicos, tricíclicos y tetracíclicos.

Otro grupo importante de medicamentos antidepresivos son los IMAOS. La MAO (monoamino oxidasa) es una enzima distribuida ampliamente por todo el cuerpo —en el interior de las células— cuya función es la de inactivar las aminas. Hay dos formas: la MAO-A, que destruye la serotonina y la noradrenalina; y la MAO-B, con poca afinidad por esas dos sustancias. Estos fármacos son inhibidores de la acción de la MAO. Fueron descubiertos hacia 1950, al observar el efecto elevador del ánimo en pacientes con tuberculosis. Su empleo ha seguido una historia de altibajos y con la aparición de la moclobemida se ha producido un cierto resurgir. Su inconveniente más acusado es su interacción con la tiramina, lo que ocasiona la incompatibilidad con una serie de alimentos (habas, chocolate, etc.).

Un tercer grupo de medicamentos son los llamados *inhibidores de la recaptación de la serotonina* (ISRS). Son selectivos, es decir, se encargan solo de recaptar esa sustancia (amina biógena), teniendo una escasa acción sobre las otras (dopamina y noradrenalina). Este grupo de fármacos están indicados asimismo en los estados depresivo-ansiosos, en la enfermedad obsesivo-compulsiva y en algunos trastornos psicológicos de la alimentación. En la actualidad los ISRS producen una clara mejoría de los síntomas en el 74 % de los enfermos hacia las ocho semanas.

En cuanto a los llamados *estabilizadores del ánimo o eutímicos*, constituyen un grupo de medicamentos de enorme importancia[14]. Este término se utiliza ampliamente en el

---

14. Aquí los avances han sido muy relevantes, aunque en casos *bipolares rebeldes* el médico psiquiatra debe valorar bien los hechos. La bibliografía es ingente. Sugiero consultar la siguiente: Vita, E., Goodwin, G.: «To Break the Cycle of Bipolar Disorder». *European Psychiatry*, 13: 38-45, 2006; pasar de la monoterapia (dar un solo fármaco) a la polifarmacia (combinar varios estabilizadores del ánimo al mismo tiempo; Henkel, V., Seemüller, F., *et al.*: «Predictors of Response to Acute Treatment of Cronic and Double Depression». *Psiq. Biol.*, 17 (2), 45-53, 2010; Taylor, D., *et al.*: «Prescribing Guidelines in Psychiatry». The South London and Maudsley NHS Foundation Trust Oxleas Fountation Trust, 12.ª edición, Londres, 2013; Bauer, M.,

contexto de las depresiones recurrentes por un lado y el espectro de los trastornos bipolares por otro. En cualquier caso, aún no nos ponemos de acuerdo en la definición de este concepto. Algunos autores sostienen que estabilizador del ánimo es un fármaco que disminuye la frecuencia y la gravedad de cualquier tipo de episodio depresivo bipolar y no empeora la frecuencia de fases en el sentido opuesto. Otros proponen una definición más estricta: fármaco capaz de tratar no solo las depresiones, sino también los estados maníacos. Voy a intentar concretar esto con más precisión, pues estamos ante uno de los mayores avances que se han operado en los últimos años en el campo de la psiquiatría. Un medicamento puede considerarse con este nombre si es eficaz en cada una de estas cuatro facetas:

—Tratar y corregir los síntomas de una manía aguda.
—Tratar y corregir los síntomas de una depresión aguda.
—Prevenir los síntomas maníacos.
—Prevenir los síntomas depresivos.

En la actualidad se va abriendo paso la idea de la *politerapia farmacológica*, también llamada por muchos *polifarmacia*, que aspira a buscar la combinación más apropiada. En la práctica la monoterapia es lo mejor a corto plazo. Por el contrario, en los casos agudos lo mejor es la combinación. La terapia de combinación tiene la ventaja de que au-

---

BSCHOR, T., PFEENNING: World Federation of Societies of Biological Psychiatry (WFSBP). *J. Biol. Psychiatry*, 8:67-104, 2007.

menta la eficacia y la desventaja de los efectos secundarios (lo que hace que a menudo no se cumpla el tratamiento, por lo cual se llega a la conclusión de que la monoterapia es, también, lo mejor en el mantenimiento a largo plazo).

La *asociación de antidepresivos*[15] debemos emplearla cuando el enfermo no responde a diversos fármacos, uno detrás de otro, bien por los efectos secundarios o porque la disminución de los síntomas es escasa. Hoy contamos con un arsenal antidepresivo muy rico y la familia de los pacientes depresivos exige resultados rápidos, cómodos, seguros y eficaces, aunque no siempre es fácil conseguir esto. La asociación debe buscar una mayor rapidez, potenciar la acción de cada fármaco, resolver síntomas residuales, prever recaídas, paliar o disolver efectos secundarios y tener en cuenta la edad y características concretas de esa persona.

Aparte de estos medicamentos citados, debemos tener en cuenta otras posibilidades, como los denominados *antipsicóticos atípicos*, que al parecer presentan propiedades esta-

---

15. Aquí las propuestas son muy amplias y, dependiendo de las características del caso, pueden ayudar mucho a sacar adelante pacientes que no responden. Por ejemplo, la asociación de antidepresivos recaptadores de la serotonina con metil-fenidato a dosis altas se ha mostrado muy útil. Sugiero consultar estos artículos que a continuación menciono, a aquellas personas que quieran beber en fuentes más amplias: ABLON, J. S., JONES, E. E.:«Validity of Controlled Clinical Trials of Psychotherapy: Findings from the NIHM Treatment of Depression Collaborative Research Program». *Am. J. Psychiatry:* 159, 775-783, 2002. Este trabajo es interesante porque subraya y demuestra de forma científica que el manejo de una psicoterapia cognitivo-conductual es muy útil en cuadros depresivos mono o bipolares que no acaban de remitir; RUSH, A. J., *et. al.*: «Sequenced Treatment Alternatives to Relieve Depresiion (Star*D): Rationale An Design». *Control Clin. Trial*, 25 (1), 119-142, 2004.

bilizadoras del ánimo. O los psicoestimulantes, un campo de acción muy sugerente en donde podemos obtener muy buenos resultados. En algunas depresiones refractarias podemos recurrir a una cierta *polifarmacia racional*, que consiste en asociar un antidepresivo y un psicoestimulante.

Recordemos, en todo caso, que la prescripción de estos medicamentos es siempre responsabilidad del especialista. Evitemos la automedicación en todos los casos.

¿Existe un *antidepresivo ideal*? En realidad, no. Hablar de *un antidepresivo ideal* supone plantearse una serie de cuestiones básicas[16]. Sigue estando lejos el que una depresión endógena tenga una respuesta al tratamiento fácil, clara y persistente. Lo que sí sabemos son las características que debería tener ese fármaco ideal:

- Que sea *efectivo en una amplia gama de depresiones*, en las leves, medianas y graves. Las diferencias entre ellas son cualitativas y cuantitativas.
- Que vaya consiguiendo la *remisión de todos los síntomas*: físicos, psicológicos, de conducta, cognitivos y asertivos. Esas cinco vertientes tienen muchos matices y pueden ser exploradas a través de la entrevista mé-

16. La eficacia 100 % de un antidepresivo es una utopía. Las máximas tasas de remisión se consiguen de forma progresiva, sabiendo evitar en lo posible los efectos secundarios y que vayan desapareciendo los síntomas nucleares de la depresión: tristeza, desinhibición, apatía, falta de actividad y normalización del ritmo sueño-vigilia. Ver JAIN, R.: «Single-Action versus Dual-Action Antidepressants». *J. Clin. Psychiatry,* suppl. 6: 1, 7-11, 2004.; «DGM-IV-TR Criteria for Major Depressive Episode». *American Psychiatric Association.* Washington, 2012.

dico-enfermo estructurada y con la ayuda de las escalas de evaluación depresiva (que debemos manejar a diario y familiarizarnos con algunas).

- *Que su eficacia sea probada*. Que el enfermo se recupere y pueda hacer una vida normal. Hay que reconocer que ninguna enfermedad desaparece en sus síntomas de forma total, sino de manera gradual y progresiva, en secuencias paulatinas. Muchas depresiones se recuperan casi totalmente, pero el riesgo de recaída no es irrelevante. A veces la recuperación se alarga y tarda en llegar en su totalidad. Las depresiones residuales significan que ha existido una mejoría parcial, pero aún quedan manifestaciones de fondo. Las depresiones farmacorresistentes o simplemente resistentes obligan a diseñar una estrategia específica (cambio de fármaco, asociación con otro, darle la alternativa al TEC, cura de sueño, estimulador magnético transcraneal, luminoterapia, etc.).
- Que tenga *una respuesta pronta*. Se ha hablado mucho de los antidepresivos de acción rápida, pero lo cierto es que esta meta es aún lejana. Algunos como la amoxapina se difundieron con este efecto, que la realidad clínica no confirmó totalmente.
- Que sea *efectivo en distintos grupos de edad*. Eso le da al medicamento una amplitud mayor.
- Que haya una *aceptabilidad del medicamento positiva*: pocos efectos secundarios, no interferencia con actividades de la vida cotidiana, posibilidad de usarlos teniendo alguna otra enfermedad física, ausencia

de interacciones con otros fármacos o alimentos y seguridad en una dosis alta.

- Que las *características farmacocinéticas* sigan este esquema ideal: que la absorción sea gradual, manteniendo unas concentraciones en sangre sostenidas, sin oscilaciones ni subidas ni bajadas, y con una buena relación dosis-respuesta (farmacocinética lineal).

La investigación médica no cesa, y es posible que en el futuro próximo contemos con nuevos hallazgos esperanzadores en esta línea.

## Terapia electroconvulsiva (TEC)

Sigue siendo un tratamiento de enorme eficacia en la depresión mayor. Tiene también acciones sobre la esquizofrenia y la manía aguda resistente a la farmacoterapia. Ha tenido una leyenda negra muy fuerte, por motivos diversos ha sido desprestigiada como un tipo de tratamiento terrible, agresivo y que requería atar al paciente y someterlo a una crisis epiléptica desencadenada por la acción de unas descargas eléctricas. Hoy ha cambiado su forma de aplicación: se hace bajo anestesia y los riesgos son mínimos si se cumplen unos requisitos básicos.

Consiste en la aplicación de una corriente eléctrica en la zona fronto-temporal, bajo anestesia, que produce una crisis epiléptica muy leve, mínima, debida a la sedación generalizada y que tiene unos efectos antidepresivos muy eficaces gracias a la recaptación de los neurotransmisores cerebrales.

El procedimiento corriente ha consistido en administrar una dosis elevada y fija para todos los enfermos. Hoy sabemos que el emplazamiento de los electrodos ejerce una notable influencia. Hay dos modalidades: el TEC monolateral y el bilateral, según se apliquen los electrodos a una zona del cerebro o a las dos. Es asimismo muy importante determinar la dosis adecuada para cada enfermo (según edad, sexo, peso, diagnóstico preciso, antecedentes personales y familiares y respuesta de algún familiar o de él mismo al TEC).

El TEC monolateral derecho parece ser más eficaz que el bilateral y depende, además, de la intensidad del estímulo. En cualquier caso, las indicaciones más precisas son las depresiones que no responden a los antidepresivos y las formas inhibidas (cercanas a la catatonía). Es preceptivo hacer antes de su aplicación un electrocardiograma y un análisis de colinesterasa en sangre. No debe aplicarse en personas con problemas cardiacos graves o que hayan tenido fracturas recientes.

## Estimulación magnética transcraneal (EMT)

Su utilidad en el tratamiento de la depresión es innegable, aunque su descubrimiento fue casual. Es una terapia que reduce los principales síntomas: tristeza profunda, llanto, displacer, sentimientos de culpa e ideas y tendencias suicidas. En la EMT una hilera de condensadores es descargada rápidamente en una bobina eléctrica y produce un impulso de campo magnético. Cuando dicha bobina se sitúa cerca de la cabeza, el campo magnético penetra en el cerebro e induce un campo eléctrico en esa región, situada por debajo de la corteza cerebral, el cual despolariza las neuronas corticales, generando unos potenciales de acción que se propagan y ejercen unos efectos beneficiosos para curar ciertos tipos de depresiones. Esta nueva técnica lo que hace es modificar el tejido cerebral a diferentes niveles.

## Fototerapia

Se ha utilizado especialmente en las depresiones estacionales desde hace cierto tiempo. Fueron Rosenthal y su equipo (1984) los que al describir depresiones recurrentes que se iniciaban en otoño y en invierno y que remitían espontáneamente en primavera o verano del año siguiente se plantearon la posibilidad de la utilización de la luz artificial intensa administrada de manera que ampliaba el fotoperiodo.

Los trabajos posteriores han permitido establecer cuatro categorías de *fototerapia de luz intensa*:

1. Para trastornos depresivos estacionales.
2. Para depresiones no estacionales.
3. Como tratamiento complementario de los antidepresivos en las depresiones no estacionales.

4. En la llamada *simulación del amanecer* para depresiones estacionales.

Se han utilizado distintos tipos de luz: luz intensa, luz blanca, luz tenue, luz blanca como amanecer progresivo, luz roja, ionizador desactivado de aire negativo, luz amarilla, protección activa de la luz (gafas oscuras en el exterior)...

Los resultados son muy esperanzadores. Y esto nos lleva a un tema relacionado, el que establece conexiones entre las *enfermedades depresivas y la luz solar.* Hoy sabemos que las depresiones estacionales están entre el 0 y el 10 % de todas las enfermedades depresivas. Son más frecuentes en primavera y en las zonas del norte. También sabemos en la actualidad que las variaciones estacionales están ligadas a ciertas anorexias, trastornos obsesivo-compulsivos, síndromes de tensión premenstrual, etc. Así, por ejemplo, en los países del norte de Europa las depresiones se dan más en invierno, debido a la menor cantidad de luz que existe en esa época del año.

En relación a esto hay un tipo de tratamiento que consiste en la cura de sueño: mantener al enfermo dormido una serie de días, lo cual se ha mostrado como alternativa a ciertas depresiones rebeldes. En otros casos, lo que se ha hecho es la terapia de la inversión del ritmo sueño-vigilia, de tal modo que se mantiene al paciente dormido durante el día y despierto durante la noche. Los efectos de ambas terapias en relación con la luz solar han dado resultados diversos, ya que se han empleado en depresiones resistentes a otras terapias.

## La remisión

Es *la ausencia de síntomas depresivos*: esto debe ser valorado mediante escalas de evaluación de conducta. Esto le da rigor y objetividad al hecho. También hay que contar con la entrevista médico-enfermo, normalizada en forma de un protocolo concreto o la clásica. En cualquier caso, de lo que se trata es de emplear las que sean más fiables y menos subjetivas. Estos son los aspectos más importantes:

1. *La presencia de rasgos positivos de salud mental*: conciencia de la realidad, capacidad para dar y recibir amor, marcha adecuada de sus principales funciones psíquicas: inteligencia, voluntad, afectividad, etc.
2. *Poder hacer una vida normal*, la misma que tenía antes de la depresión. Esto tiene muchas implicaciones: poder realizar su trabajo profesional de forma positiva, con rendimiento, exigencia, capacidad para disfrutar de él, responsabilidad, etc. Ser apto para mantener su vida afectiva y familiar con las capacidades que se den dentro de ella. Poder establecer relaciones sociales sanas y positivas.
3. *Impresión subjetiva de bienestar*: aquí debo matizar algo importante. En las depresiones bipolares, cuando el paciente está en la fase maníaca (eufórica) o hipomaníaca (euforia menos acentuada), este se puede encontrar mejor que nunca, con un estado de ánimo

satisfactorio y pletórico. En este caso debemos ser muy cautos y valorar lo que es la eutimia: estado de ánimo estable, ni eufórico ni depresivo, que le lleva a moverse dentro de la banda normal de lo que ha sido su psicología antes de padecer esas fases.

4. *Capacidad para afrontar el estrés y superarlo satisfactoriamente*: hoy, en la vida moderna, cualquier persona debe aprender a llevar con sentido práctico un cierto ritmo rápido o estresante de vida, sobre todo en las grandes ciudades. Considero que una persona está curada de su depresión cuando tiene capacidad para aceptar eso, poner los medios adecuados para sobrellevarlo, que no le desborde y pueda dirigir los objetivos de vida pasando por encima de esas circunstancias.
5. *Estar contento con su vida* como antes de padecer la depresión[17]: esto quiere decir que siente un cierto estado de felicidad. La *felicidad en pequeño* no es otra cosa que vivir bien, estar contento la mayor parte del tiempo, disfrutar con lo que cualquier persona sana disfrutaría y tener tristeza con los hechos y vivencias a los que cualquier persona sana respon-

---

17. Vuelvo a insistir en la importancia de la psicoterapia. Quiero recomendar la lectura del trabajo de Gabbard sobre este asunto: GABBARD, G. O.: «Combined Psychotherapy and Pharmacotherapy», en SADOCK, B. J. (ed.): *Kaplan and Sadock's Comprehensive Textbook of Pshychiatry*. Lippincott Williams and Wilkins. Filadelfia, 2014. Asimismo, CUIJPERS, P., BERKING, M., ANDERSON, G., *et. al.*: «A Meta-Analysis of Cognitive-Behavioural Therapy for Adult Depression, Alone and in Comparison with other Treatments». *The Canadian Journal of Psychiatry*, julio de 2013.

dería de la misma manera. La *felicidad en grande*, aquella que explora la vida y la existencia en su totalidad, consiste en estar contento con uno mismo al comprobar que hay una buena relación entre lo que uno ha deseado y lo que uno ha conseguido. Hay que aspirar a una felicidad razonable, no utópica, en donde den lo mejor de sí mismos los principales argumentos de la vida: amor, trabajo, cultura, amistad y todo ello envuelto por haber podido alcanzar una *personalidad madura y equilibrada*. Es evidente que tener una buena salud mental o psíquica es una base muy sólida para después ir hacia la empresa ya superior de diseñar un proyecto de vida coherente, realista y atractivo.

Frente al concepto de remisión, hay otros dos que debo reseñar: *recaída y recurrencia*. Se llama recaída a un descenso en el estado de ánimo, que hace que la mejoría clínica produzca un empeoramiento que puede ser pasajero o permanente. No es lo mismo un cierto bajón de ánimo debido a alguna circunstancia que algo más duradero y fijo.

Entendemos por recurrencia la repetición sucesiva de las fases depresivas, en el mismo nivel de intensidad de los síntomas, que tienden a establecer una periodicidad, un volver a repetirse con una cierta frecuencia.

En cualquiera de los casos, creo que es esencial valorar el cuadro clínico con escalas de evaluación de conductas depresivas.

## La psicoterapia

Se trata de un tratamiento de tipo psicológico que ayuda a mejorar de alguna manera la depresión. Todo se dirige hacia el patrimonio psicológico, a todo ese mundo de ingredientes diversos que forma un mapa rico en su diversidad. ¿En qué consiste, cuáles son sus principales características, cuántos tipos existen, cómo actúan, qué diferencias hay entre unas y otras, cuáles son las más eficaces en este campo de las depresiones?

Lo primero que debo decir es que en la muestra de enfermos estudiados por nosotros, de 93 pacientes, el 92,3 % tenían una depresión asociada a un trastorno de la personalidad, es decir, eran portadores de una distimia. Esto quiere decir que necesitaban, además de medicación (farmacoterapia), un abordaje psicológico (psicoterapia[18]) y para llevar a cabo este es necesario conocer la personalidad de ese sujeto, explorarla, saber cuáles son los aspectos positivos y negativos con el fin de tener claros los objetivos... amén de los fármacos.

La psicoterapia es el modo como se va consiguiendo que otra persona sea más madura y equilibrada, esté más en la realidad y sea capaz de desarrollarse íntegramente.

---

18. Algunos psiquiatras solo hacen farmacoterapia, dan pastillas y punto. Y por falta de tiempo o de oficio no se sientan delante del paciente y estudian su personalidad para ver si esta presenta algún tipo de desajuste que frene el tratamiento. Otros psiquiatras dejan esto en manos de los psicólogos, como si fuera una tarea menor. Unos y otros desatienden una de las grandes tareas del psiquiatra clínico.

La psicoterapia es arte y oficio, intuición y ciencia, estilo propio del trato y rigor. Su acción consiste en desdibujar primero y borrar más tarde todo lo que es patológico, enfermizo, neurótico. La psicoterapia tiene una serie de pasos sucesivos: *trata de ayudar al paciente en sus comienzos a comprenderse mejor a sí mismo, a asumir su biografía superando las heridas del pasado y a ir madurando en las distintas vertientes de su personalidad*. Hay en esta definición distintas vertientes que quiero mencionar:

1. Hay tres pasos sucesivos que van en la dirección apuntada:
   a) *Conocerse mejor*, tarea en la que el psiquiatra y el psicólogo tienen una influencia enorme, lo que va conduciendo a comprenderse mejor a uno mismo, captando estilos y formas de reaccionar.
   b) *Aceptar la historia personal*, vivir instalado en el presente, tener superadas las heridas del pasado con todo lo que eso significa y vivir empapado hacia el porvenir; hay una cirugía estética biográfica que es artesanía y que pone al descubierto el buen hacer del terapeuta.
   c) *Ir avanzando en la maduración afectiva y de la personalidad*, con una forma de ser propia, libre, responsable y coherente; esto tiene tal calado que necesita tiempo, disciplina, laboriosidad del psiquiatra o del psicólogo para ir alcanzando cimas graduales.

2. El *modo* apunta al estilo de hacerla y esto depende de la técnica psicológica concreta que vayamos a utilizar (no es lo mismo la psicoterapia breve que el psicoanálisis o la terapia cognitivo-conductual) y de la personalidad del que la hace; el único ingrediente terapéutico básico que no aparece en el vademécum es el médico psiquiatra o el psicólogo, que curan con su palabra, su actitud y gestos, con lo que anuncian y lo que se camufla en los pliegues de su comportamiento en la relación médico-enfermo.
3. Ir creando una buena *transferencia*, que es una mezcla de alianza terapéutica, relación positiva de confianza que hace que el paciente se sienta comprendido y que el terapeuta le alivie en ese diálogo privado en donde la palabra hablada *(psicoterapia ex-ore)* y la escuchada *(psicoterapia ex-audito)* ejercen su cometido: disminuir los sentimientos de culpa, disolver la ansiedad e ir ensayando estrategias más sanas de cara a su comportamiento venidero.
4. En muchas depresiones bipolares es importante llevar a cabo una *psicoterapia familiar*, en la que se explican las causas de dicho trastorno, el tratamiento que se debe seguir y cómo la constelación familiar debe tratar a dicho paciente: normas y sugerencias para que ambos se ayuden recíprocamente.
5. Hay que animar al paciente a *ser responsable en el seguimiento de su medicación* y normas añadidas (no tomar alcohol, no conducir en los momentos de euforia, hacerse los análisis de sangre periódicos si toma

litio, valproato sódico o algún otro fármaco que requiere un control en sangre, etc.).

6. En las depresiones endógenas se trata especialmente de ofrecer un *apoyo psicológico* y, lo que se debe dar en todo acto médico, una buena relación médico-enfermo, en donde reine la confianza, el respeto y saber ser claros en decir las cosas tal como uno las sienta.
7. En las depresiones exógenas y, sobre todo, en las distimias depresivas, la psicoterapia es esencial, clave, decisiva, ya que la personalidad no está bien o tiene un trastorno concreto, tipificado, que requiere unas pautas precisas. En un porcentaje alto de la muestra por nosotros estudiada (87 %), el trastorno de la personalidad era mixto. En esos casos debemos buscar cuál es la mejor estrategia, la que va a dar más resultado con menor coste de tiempo y hablar de ello con el paciente, haciéndole ver el tema, con una aclaración convincente y a su nivel.
8. En las depresiones no endógenas fracasan alrededor del 30 % de los tratamientos en los que no se utiliza la psicoterapia o se hace de manera superficial, poco sistemática o con escasa o nula profesionalidad. He tenido una larga experiencia con distimias en las que el paciente durante mucho tiempo solo recibía antidepresivos y unos «consejos mínimos».

Debemos tener en cuenta que hay diversas variedades de psicoterapia.

*Psicoterapia interpersonal o breve*. Es de corta duración,

entre diez y veinte sesiones según la intensidad de los síntomas, y trata de mejorar las relaciones humanas con las personas más cercanas, que suelen deteriorarse. Muchos médicos prefieren la farmacoterapia asociada a algunas fórmulas menores de psicoterapia de apoyo, aunque los propios pacientes pedían más tiempo de esta última, en la que podían explayarse y explicar sus sentimientos y emociones. En las depresiones algo más graves o graves está claro que la medicación es básica, pero una psicoterapia de este tipo va encaminada hacia objetivos muy concretos:

1. A que sepan que la *tristeza*[19] suele ser el síntoma diana, que se vive como melancolía, apatía, abatimiento, falta de ilusión para las tareas cotidianas, dejadez, desidia y una tendencia al abandono.
2. El *déficit en las relaciones interpersonales* es también otro hecho que conviene explicar al paciente y decirle que aunque su personalidad anterior a la fase depresiva sea abierta y comunicativa, en el curso del episodio todo esto baja de nivel y se busca el aislamiento y el no compartir actividades con otros.
3. El aplazamiento *sine die* de muchas tareas de la vida ordinaria: hay que insistirle en que eso es propio de la enfermedad depresiva y no resultado de una voluntad poco educada en el esfuerzo. Por ello, una vez

---

19. El perímetro de esta vivencia es rico y frondoso y el clínico avezado debe saber escudriñar este sentimiento y determinar si es endógeno, exógeno o mixto.

superada la fase, todo vuelve a la normalidad, es decir, al estado psicológico previo.

4. Descubrirle el *binomio medicación y apoyo psicológico*, dándole a cada uno el papel y la importancia que tienen. En la medida en que la depresión sea más biológica (es decir, endógena, inmotivada, de fondo hereditario), hay que hacerle ver que la medicación tiene una mayor importancia. Y en la medida en que la depresión sea más psicológica (es decir, exógena, motivada, de fondo adquirido), la psicoterapia tiene una importancia más destacada. Todo esto entra dentro de la toma de conciencia de lo que le sucede y lo que él mismo debe ir haciendo para curarse.
5. Hay que mencionar, aunque sea de pasada, cómo debe ser la *personalidad del terapeuta*[20] para que su acción sea beneficiosa y eficaz: persona equilibrada, madura, receptiva, tolerante, que sabe escuchar sin interrumpir (sabiendo lo importante que es el desahogo, el contar lo que a uno le sucede y cómo libera y aclara todo eso al enfermo) y que tenga habilidades claras y sencillas para ayudar a su paciente, dando sugerencias que contribuyan a que vaya siendo más equilibrado y con mejor autocontrol. El terapeuta debe saber mantener esa relación, creando vínculos amplios de transferencia y a la vez de in-

20. Este es el único elemento que no viene en el vademécum médico. La figura del psiquiatra y del psicólogo es fundamental y debe ser un elemento terapéutico de primer orden.

dependencia, que lleven al paciente a ser capaz de tomar sus decisiones de relieve por sí mismo. Igualmente, el terapeuta debe saber mantener la atención sobre los temas nucleares, aquellos que son centrales en la vida de esa persona. Proponerle metas y objetivos psicológicos concretos y ayudarle a poner los medios adecuados para alcanzarlos. Un terapeuta poco equilibrado, que no se conoce bien y que no tiene habilidades psicológicas como las mencionadas, será muy difícil que pueda hacer verdadera psicoterapia. Un psiquiatra o un psicólogo poco equilibrado no puede hacer psicoterapia, muchas veces ni se la plantea, pues él mismo necesitaría recibirla de alguien preparado, que pudiera ayudarle.

Es interesante la llamada *terapia del bienestar,* que busca no solo aliviar los estados negativos de los depresivos, sino aumentar sus recursos psicológicos frente a las adversidades.

Y también la *psicoterapia breve de orientación dinámica* tiene también influencias positivas y presenta las siguientes características:

1. Debe tener *una fecha de limitación*: los psiquiatras sabemos que esto es complicado fijarlo *a priori*. En Estados Unidos y Canadá es habitual que los pacientes depresivos que siguen esta terapia pregunten por el número de sesiones al mes, el coste de cada una, el tiempo que dura cada sesión, así como el precio

general y cuáles son los objetivos a cubrir. Muchos autores sugieren que no se pase de veinticinco sesiones. Aquí el problema suele ser, en ocasiones, la respuesta de ansiedad que provoca la separación con el terapeuta una vez acabado el tratamiento. Los tratamientos breves necesitan un tema o problema central que sirva de guía. Por tanto, se escoge un eje sobre el que vertebrar todas las acciones de la psicoterapia y, por tanto, no se ocupa de todo lo que le sucede al paciente, sino solo del asunto base. Los psiquiatras que hacen psicoterapia con modelos a corto plazo deben aprender a seleccionar la información y pasar por alto contenidos laterales, ya que si no, pueden verse desbordados por la riqueza y frondosidad de la psicología de su paciente.

2. *Hay que centrar los conflictos y sus ramificaciones* principales. Ver el modo de resolverlos y, si fuera muy difícil o casi imposible, ayudar al paciente a que los acepte de buen grado y sepa convivir con ellos produciéndole la mínima ansiedad. Enseñarle a racionalizar las vivencias, pero sin perder contenidos afectivos: esto tiene grandeza y dificultad; ahí se ve la categoría y la densidad del psiquiatra o del psicólogo.
3. Mostrarle *técnicas de afrontamiento sanas* y al mismo tiempo saber identificar los síntomas somáticos (taquicardia, sudoración, opresión precordial, dificultad respiratoria, temblores, molestias digestivas, impaciencia muscular, etc.) y psíquicos (inquietud,

desasosiego, temores diversos, anticipación de lo peor, inseguridad, disminución transitoria del nivel de autoestima, etc.), dándole explicaciones y comprensiones de por qué sucede todo eso, de cuál es la raíz y de cómo debe luchar por superarlo.

4. En las *psicoterapias breves*[21] se dispone de poco tiempo para explorar el pasado, por lo que puede ser bueno pedirle al paciente que dé una información biográfica por escrito, especificando hechos como los siguientes: primeros recuerdos de los que tiene conciencia; cómo fue durante la infancia, la pubertad y la adolescencia; las figuras de sus padres, su influencia, características, preferencias, etc.; los recuerdos de su escolaridad y rendimiento en los estudios; los primeros años de la universidad o, en su caso, primeras experiencias de trabajo; el despertar de la sexualidad y sus enfoques; historia de sus relaciones afectivas; traumas vividos, etc. Todo eso, en orden a la brevedad de las sesiones, puede ser dado por escrito y más tarde el psiquiatra o el psicólogo indagarán en segmentos concretos de su biografía, aclarando aspectos, matizando conceptos y perfilando objetivos.
5. El establecimiento de un *límite en el tiempo* lleva a tres consecuencias: se individualiza cada sesión, que debe ser bien aprovechada; le da autonomía al paciente para sacar un tema más actual o una vivencia

21. Estas pueden ser muy eficaces si se manejan bien.

reciente que quiere compartir y buscar una manera más sana de vivirla; y en tercer lugar, le estimula para que se vaya haciendo más independiente y vaya ganando confianza en sí mismo.

6. Hay que tener en cuenta *criterios de selección*. Cada día los psiquiatras hacemos psicoterapia a personas sanas que necesitan ayuda y hablamos sobre los temas más variados y en los que la figura del psiquiatra (más que del psicólogo en estos casos) es tomada como consultor, hombre de confianza, consejero, a quien uno le cuenta absolutamente todo, pues hay secreto profesional. Los que están más motivados, sanos y enfermos, es más fácil que cambien en positivo y sigan las instrucciones del terapeuta.
7. *Son muy distintas las psicoterapias a corto plazo de las de largo plazo*. Las primeras, las breves, buscan ser operativas, prácticas, recreándose poco en circunstancias anecdóticas para ir a lo esencial. En las segundas, las largas, el paciente cuenta todo lo que ha vivido, sus alegrías y frustraciones y solo de vez en cuando el terapeuta habla, hay una administración muy sobria de su palabra. Es decir, la actividad del que hace la psicoterapia debe ser intermitente y centrada en el foco de atención fundamental. Es más, sabemos que la acción del terapeuta puede ser perjudicial cuando actúe en exceso o quiera suplantar la personalidad de su paciente por la suya propia. Hay una frontera fina y tenue que debe ser respetada entre el paciente y el psicoterapeuta.

*Terapia de conducta*. Hay evidencias científicas suficientes para saber que estas terapias tienen una acción positiva en las depresiones leves y moderadas. Para las depresiones graves no han sido demostradas científicamente por el momento. La terapia de conducta apareció para explicar los cambios de conducta y cómo ayudar a ciertos aprendizajes positivos para mejorar la personalidad. Ya sabemos que tanto las conductas normales como las anormales se aprenden. Y también que se mantienen mediante refuerzos positivos. Un niño pequeño, cada vez que llora y grita, consigue que su madre le dé de inmediato lo que pide; así pues, ese niño aprende a conseguir lo que quiere de esa manera, que le da un buen resultado. Una persona tiene ataques histéricos y cada vez que estos se producen todo el entorno se vuelca con ella y obtiene un afecto muy evidente.

Por esta misma ciencia que se llama la *psicología conductista* sabemos que el entorno social desempeña un papel fundamental en el desarrollo de las conductas normales (sanas) y anormales (enfermas). Por eso una cuestión práctica, en ciertas depresiones no endógenas, es modificar el entorno, ver la manera de irlo consiguiendo.

La terapia puede orientarse también según se considere la depresión de tipo psíquico o vital. En este sentido las diferencias vienen marcadas por la intensidad y duración del trastorno, así como por su fisonomía. En términos de conducta la depresión puede quedar definida como un *estado emocional caracterizado por una pérdida generalizada del esfuerzo*. De este modo queda expresada la depresión en términos de estímulo-respuesta. Todos los modelos depresivos conductuales trabajan partiendo de una reducción de la conducta operante, relacionada con la ausencia de estímulos reforzadores. La pérdida de un reforzador que sirva de estímulo discriminativo va a conducir a una desincronización del comportamiento.

En la forma psíquica, reactiva y motivada, la disminución de refuerzos es menor y se resuelve con mayor rapidez. Por el contrario, en la vital no hay disminución, sino una pérdida generalizada de los reforzadores, lo que implica una gravedad mayor.

El principal objetivo del tratamiento es la conducta problemática en sí. Por eso hay que especificarla, concretar qué se quiere cambiar y qué circunstancias se están dando a su alrededor. Debemos establecer una evaluación de todo ello: tests de personalidad, escalas de evaluación conductual de ansiedad y depresión, cuestionarios de habilidades sociales y, por supuesto, una psicobiografía lo más completa posible.

1. La *terapia de conducta* se basa en un enfoque científico del tratamiento, siguiendo las relaciones estímulo-respuesta. Deben ser cuidadosamente especificadas, con procedimientos de evaluación, separando los comportamientos activos de los pasivos y explorando después la posible mejoría, con las mismas escalas de depresión que las utilizadas al principio de la terapia, para ver los puntos que se han ganado, la mejoría en términos cuantitativos.

   ¿Cuáles son los principales procedimientos terapéuticos? Muchos de ellos forman un conjunto de tratamientos, pero voy a mencionar aquellos que tienen más importancia y que ayudan en las depresiones no endógenas junto a una cierta medicación.

2. *Desensibilización sistemática*: pensemos en la fobia a las alturas. Lo que se hace en estos casos es establecer una jerarquía de situaciones de ansiedad, de tal manera que empieza por mirar hacia abajo desde un segundo piso, enseñándole al paciente técnicas de relajación. A través de pasos intermedios se va consiguiendo que mire hacia abajo desde un octavo piso, un décimo y así sucesivamente, desdramatizando el hecho y viviendo ese mirar desde arriba sin ansiedad, hasta alcanzar el objetivo: pasar de la fobia (miedo insuperable) a un miedo intenso, a un miedo menor y a mirar sin miedo.
3. *Terapia de exposición*: también se la llama *práctica programada* y se emplea en las fobias y en las obsesiones. Lo primero que se hace es establecer una jerarquía de situaciones que provocan ansiedad, de más a menos. Pensemos en alguien que tiene fobia a salir solo a la calle: se sale con él a la calle y se le deja a los pocos metros de la puerta de su casa y se le pide que ande una manzana o dos, hasta que empiece a sentir ansiedad. Entonces se le enseña cómo debe combatirla y soportarla. Cada sesión debe durar unos treinta minutos, haciéndose después un registro de lo sucedido. El terapeuta debe elogiar cualquier progreso por pequeño que sea (estimulación verbal positiva) e insistirle en perseverar en esa dirección.

4. En la *exposición asistida por el terapeuta*, este acompaña a su paciente en la situación de miedo enorme y le va enseñando a enfrentarse con ella. En tales casos puede ser bueno que el terapeuta rete al paciente a soportar niveles altos de ansiedad y ofrecerle pensamientos positivos de lucha, creciéndose en la dificultad.
5. La *terapia de exposición* en grupo añade la posibilidad de discutir con los participantes dicha situación.
6. La *inmersión* es un tipo de tratamiento de exposición en donde el sujeto se baña en miedo, hasta que puede resistir su ansiedad, para que luego esta vaya desapareciendo. Es muy eficaz, pero algunos enfermos se niegan a someterse a ella. Produce resultados más rápidos que la exposición gradual.

*La terapia cognitiva* es un sistema de tratamiento basado en que nuestra mente es como un ordenador: que recibe información *(input)*, la ordena y clasifica (procesamiento) y da respuestas concretas *(output)*. Toda esta terapia se dirige a modificar las distorsiones que se producen en la percepción de la realidad y que dan lugar a trastornos de la conducta. Conviene tener en cuenta que los pacientes con depresión presentan a menudo errores en el procesamiento de la información muy claros, que es necesario corregir:

— *Inferencia arbitraria*: (se refiere a la respuesta) consiste en adelantar una conclusión en ausencia de algo evidente que la apoye.

—*Abstracción selectiva*: (se refiere al estímulo) consiste en centrarse en un detalle negativo, extraído fuera de contexto y dar un concepto en función de ese algo[22].

—*Generalización excesiva*: (relativo a la respuesta) es elaborar una regla general a partir de uno o dos hechos aislados[23].

—*Maximización y minimización*: (relativo a la respuesta) se refiere a un fallo o error concreto de la conducta, a partir del cual se hace una máxima; es decir, se eleva el significado negativo de algo, magnificándolo. Lo segundo es justo lo contrario.

—*Personalización*: (relativo a la respuesta) tendencia a atribuirse a uno mismo fenómenos externos, que no tienen conexión consigo mismo[24].

—*Pensamiento absolutista dicotómico*: (relativo a la respuesta) es la tendencia a clasificar los hechos en términos radicales y contrapuestos: blanco-negro, amor-odio, somático-antipático. El paciente se describe a sí mismo con categorías extremas.

—*Pensamiento catastrofista*: predecir el peor resultado posible ignorando alternativas positivas que pueden darse.

---

22. Esto sucede en la *personalidad depresiva*, que retiene lo negativo y lo hace selectivo y se queda anclada ahí. En las crisis conyugales graves esto es moneda corriente.

23. La anécdota se convierte en categoría, lo pasajero es interpretado como definitivo. Esto es típico de las depresiones exógenas y las reacciones adaptativas.

24. Uno tiene sentimientos de culpa sin que se ajuste a la realidad. Es, sencillamente, una fórmula más de la deformación de la percepción de la realidad.

Los *conceptos básicos de la terapia cognitiva* debemos tenerlos claros y significan ideas centrales sobre las que hay que transitar:

—*Estímulo*: todo lo que inicialmente produce una excitación o activación. Hay estímulos apetitivos, que son aquellos cuya presencia hace aumentar la respuesta. Y los estímulos aversivos, que son aquellos cuya presencia hace disminuir la respuesta.

—*Respuesta*: la reacción al estímulo.

—*Refuerzo*[25]: es el estímulo que aumenta o disminuye la probabilidad de una respuesta (en intensidad y duración). Hay refuerzos positivos y negativos. Los primeros son aquellos que hacen que un acontecimiento aumente la probabilidad de que se produzca esa conducta. Ejemplos: una persona está dando clase y ve que los alumnos están atentos y toman apuntes y se interesan por la materia que se está explicando. O alguien hace un trabajo escrito y recibe un dinero a cambio. O bien una persona canta en público y ve que la gente disfruta y recibe después una cerrada ovación. El terapeuta que está atento a lo que le va contando su paciente hace que le guste desahogarse y contar todo lo que lleva dentro. Los refuerzos negativos se produ-

25. Según esta visión, la depresión puede definirse así: *estado psíquico caracterizado por una pérdida generalizada del refuerzo*. Es decir, no hay nada que aumente la posibilidad de una respuesta positiva. Por ejemplo: ir a hacer deporte, una comida en un lugar agradable, ir a ver una buena película... No hay refuerzo.

cen cuando una conducta elimina el acontecimiento reforzador: una chica anoréxica con depresión, que se niega a comer porque «se ve gorda», si el médico la amenaza con ponerle una sonda gástrica para alimentarla, sabiendo que esto la va a molestar bastante, acepta comer por su cuenta y ganar algo de peso.

— *Castigo*: consiste en aplicar un estímulo aversivo a la conducta no deseada para mantenerlo bajo control. Solemos utilizarlo poco en terapia, pero es muy frecuente en la vida cotidiana.

El modelo de intervención consiste en la mediación cognitiva, mediante la cual el psiquiatra o el psicólogo le enseñan a pensar y a actuar de forma más sana y correcta, mostrándole dónde están los errores y las distorsiones principales. Los procedimientos más destacados son psicoeducación, identificación de pensamientos automáticos, modificación de pensamientos automáticos, identificación y modificación de esquemas mentales, así como terapias asistidas mediante ordenador. Cada una de ellas tiene unas notas precisas dentro de este modelo general.

En la *terapia cognitivo-conductual* nos referimos a la asociación de ambas, que se ha mostrado de una enorme importancia en las depresiones no endógenas, en las distimias depresivas y en el trastorno esquizoafectivo. No obstante, en las depresiones endógenas tanto monopolares como bipolares tiene utilidad para ahondar en el significado y comprensión de dicho diagnóstico.

Aquí se mezclan las dos estrategias antes mencionadas:

lo cognitivo ayuda a ordenar bien los pensamientos y los esquemas mentales, de manera que el paciente aprende a resolver problemas y situaciones que con anterioridad le habían rebasado y fueron en cierto modo insuperables, enseñándole a evaluar y a modificar sus pensamientos, haciéndolos más positivos y equilibrados, de manera más realista y adaptativa. Es decir, ampliar la variedad de estrategias. Por tanto, el objetivo es delimitar las falsas creencias, identificar los pensamientos automáticos negativos, aprendiendo a reconocerlos, registrarlos y cambiarlos por otros más sanos. En una palabra: incrementar conductas positivas, actuando sobre esas ideas nocivas.

*La terapia cognitivo-conductual es el tratamiento psicológico más estudiado en las depresiones no endógenas y en las distimias.* Son las llamadas *creencias disfuncionales* las que generan una cascada de pensamientos y comportamientos desadaptados. Junto a los antidepresivos, son las dos columnas vertebrales en el tratamiento de estos cuadros clínicos. En la fase aguda de la depresión es preferible emplear antidepresivos, sobre todo si existen ideas/tendencias autodestructivas, que pueden llevar al ingreso hospitalario, para evitar un intento de suicidio. En los estudios controlados es esencial el rigor en el método: grupo de control, estudio a medio plazo, utilización de placebo asociado a la terapia cognitivo-conductual y control de variables.

Son distintas las preguntas que brotan de inmediato, después de lo que he ido diciendo:

a) *¿En qué depresiones debe utilizarse la terapia cogni-*

*tivo-conductual?* En las depresiones no endógenas y en las distimias (cuando estas se asocian a un trastorno de la personalidad). Hay que ser muy profesional y distinguir bien los matices de cada caso y los elementos neuróticos para saber cuáles son las deformaciones de la realidad, qué traumas ha tenido esa persona, cómo está su nivel de autoestima, etc. También hay que tener en cuenta que en las depresiones de tipo vital el registro cognitivo se intensifica. Hay expectativas negativas que tienden a poblar la generalidad del futuro. Además se dan distorsión y falsos esquemas cognitivos que culminan en un trastorno del procesamiento de la información a través de errores sistemáticos que mantienen el pensamiento depresivo adherido a una creencia falsa pero dolorosa.

b) *Cuando fracasan los antidepresivos, después de un tiempo de empleo suficiente, ¿qué debemos hacer?* Dos cosas; una, cambiar de fármaco, utilizar otro de un espectro distinto y con un mecanismo de acción diferente; otra, buscar técnicas alternativas: asociar dos antidepresivos, dejar una dosis baja de ansiolíticos y elevar la de los antidepresivos; suprimir totalmente los ansiolíticos; en los casos más rebeldes, emplear el TEC, el estimulador magnético transcraneal, la cura de sueño, la luminoterapia o el estimulador del nervio vago (aunque la información que tenemos sobre esta terapia es aún poco aclaratoria).

c) *¿Y si el paciente depresivo se ha ido descompensando y tiene tendencias suicidas casi permanentes?* En ese caso está indicado el ingreso hospitalario, con una vigilancia y control estrictos por parte del equipo sanitario. Es bueno utilizar una escala de evaluación del riesgo suicida, para medir la intencionalidad y tener una información más fidedigna.

¿Cómo actúa la *terapia cognitivo-conductual*? Esta terapia modifica formas negativas de pensar, cambia esquemas distorsionados por otros más sanos y ajustados a la realidad. Por otra parte, produce atribuciones cognitivas más correctas, es decir, el sujeto no achaca su depresión o responsabilidad a terceros o a hechos que son irrelevantes. Se va produciendo una reestructuración cognitiva que hace que esa persona sea más objetiva ante las cosas que suceden. La figura del terapeuta es importante. Igualmente es bueno que sepa que a todo eso se le llama *psicoterapia*, que sepa en qué consiste y que se implique y trabaje en los cauces que le diga el psiquiatra o el psicólogo.

Por último, indicaremos que la psicoterapia puede aproximarse al tema de la depresión en función de otras características que ya hemos visto, como, por ejemplo, si es psíquica o vital. En este sentido, la forma psíquica, al ser motivada, disminuye y se amortigua gracias a la palabra. Esta tiene un soporte esencialmente psicológico y, por tanto, su principal terapéutica va en esa misma dirección. En estos casos la experiencia y el conocimiento adecuado de las diversas técnicas psicoterapéuticas puede ser un punto de referencia fundamental para salvar la situación.

La forma vital tiene un soporte esencialmente fisiológico

y bioquímico, de ahí que la principal herramienta de tratamiento sea la farmacológica. La psicoterapia en las depresiones graves tiene escaso valor. Lo tiene para la familia del enfermo y para el perímetro humano que le rodea, pero no para él mismo. Esto no quiere decir que el psiquiatra no deba mantener su actitud psicoterápica primordial al tratar a su paciente.

## La laborterapia

Se trata de aprender a hacer el trabajo profesional con ilusión, entrega, profesionalidad. Aquí el problema puede tener varios apartados:

—*Personas sin trabajo:* El paro es un factor que influye para que una persona esté deprimida. No olvidemos que los dos principales componentes de la felicidad son *amor* y *trabajo.*

—*Personas que tienen un trabajo que les disgusta:* El tema es serio; bien porque esa actividad es demasiado monótona, mínimamente creativa, o porque el ambiente es negativo, con mucha distancia afectiva entre las personas que desempeñan sus tareas en el centro de trabajo. Pueden ser muchas las variables en ese sentido.

—*Gente que se ha jubilado todavía joven:* Hoy, algunas empresas facilitan jubilaciones anticipadas, y eso, a la larga, lleva a muchos a una *vida depresiva,* con todo lo que eso significa.

—*En personas jubiladas a su tiempo, pero sin aficiones:* En esos casos, suelo insistir en que hay dos hechos muy negativos: la *soledad* y la *inactividad.* Y, además, la falta de inquietudes... Ese es un camino deslizante hacia la *vida depresiva.*

## La socioterapia

La definimos como aquel conjunto de tratamientos encaminados a conseguir que una persona depresiva pueda mejorar sus relaciones interpersonales y que estas le ayuden a tener más equilibrio psicológico y mayor calidad de vida. No debemos minimizar el entorno. La soledad, el aislamiento, la falta de soporte familiar y social[26] pueden determinar que una depresión leve o de mediana intensidad adquiera un evidente mal pronóstico, porque esa persona viva sola, no conozca a nadie, esté separada, viuda o soltera. Cuando uno es un psiquiatra clínico, acostumbrado a vérselas con la realidad, se da cuenta de lo importante que es todo esto.

El *apoyo social* es un fenómeno que se ha estudiado con detalle en el campo de la salud mental en general y de la depresión en particular. La calidad de las relaciones familiares y sociales, su consistencia y positividad, pronostica la evolución de muchas depresiones hacia su mejoría primero

---

26. Ya he mencionado el concepto de *vida depresiva:* vertebrada por una monotonía cansina y sin alma, que se inunda de aburrimiento y ausencia de novedades. Querer corregir esto con medicación no tiene sentido.

y hacia la curación después. Aquí podemos distinguir cuatro grupos:

1. Los que tienen una relación inversa entre el apoyo social y el riesgo de depresión.
2. Las mujeres que tienen un sistema de relaciones sociales más extenso que los hombres y se implican más emocionalmente.
3. Se ha demostrado de forma científica que las mujeres presentan unos índices de depresión mayor, más altos que los varones.
4. Se ha demostrado, igualmente, que las mujeres son más sensibles que los hombres a la falta de apoyo social, aunque no siempre ni en todas las circunstancias. Hoy la mitad de la población de la Unión Europea está formada por familias monoparentales, en las que es la madre la figura central, ya que asume totalmente el papel paternofilial, pues el padre no existe.

Al hacer una historia clínica debemos consignar qué tipo de vida familiar y social tiene esa persona, lo cual nos da un perfil de su entorno, pero salvo en casos de un aislamiento masivo esos datos no son determinantes en su totalidad, sino que requieren más informaciones.

La socioterapia requiere estrategias que mejoren las relaciones interpersonales, es un amplio abanico que va de la vida conyugal a la familiar, pasando por establecer una sana y equilibrada vida social. Ahí la realidad clínica nos hará ver qué es lo más correcto y cómo llevarlo a cabo.

La socioterapia beneficia muy claramente la forma psíquica de la depresión. La compañía, la relación con otras personas, la lucha por evitar hábitos de vida monótonos, etc., son piezas importantes para conseguir ir saliendo de esa malla tejida de desencanto propia del ponerse triste por algo.

La forma vital se deja influir positivamente por la socioterapia mucho menos, sobre todo al principio de la fase y en los momentos más agudos. Puede incluso llegar a ser contraproducente en algunos casos. Ahora bien, cuando ya el enfermo va mejorando de sus quejas es importante arbitrar una serie de medidas coterápicas que vayan en tres direcciones: biológica, psicológica y social. De este modo se ayuda al proceso de remisión en el momento psicoterápico de la fase depresiva.

EPÍLOGO

# La esperanza, columna vertebral de la vida

La esperanza es el auténtico eje de la existencia. Es una suma de ilusión por completar nuevos proyectos, de expectativas de un futuro siempre enriquecedor y de fe en trascender las propias limitaciones. La esperanza es el resumen de la confianza que tenemos en nosotros mismos y en los demás, el lazo que une, en una sucesión productiva y satisfactoria, el presente, el pasado y el futuro. Es una auténtica columna vertebral de la vida y la felicidad, que constituye ese fin abstracto que perseguimos, no es un estado ideal, sino saber comprender esta realidad: la existencia es una suma de proyectos. No siempre tendremos éxito, pero la esperanza nos dará ánimos para superar las adversidades y los fracasos. En el enfermo depresivo, la esperanza se pierde en un mar de ideas confusas y con ella se rompe el puente que une las diferentes etapas de la vida.

El psiquiatra debe ser algo más que un médico[27]: es una

27. Suelo decir que la figura del psiquiatra es clave. Si la depresión es *puramente endógena* la medicación es lo fundamental, pero aun así la presencia

persona que ha de comprender los sentimientos de sus pacientes. El depresivo siente que la vida no merece la pena, que el esfuerzo de vivir es agotador y no tiene sentido. Estos sentimientos son tanto más intensos cuanto más profunda es la depresión, hasta el punto de desarrollarse tendencias suicidas. El tiempo, para el depresivo, es una carga, no una continuidad de proyectos vitales. El pasado está lleno de culpa y negatividad, el presente parece congelarse y el futuro es solo una negra sucesión de catástrofes en potencia.

El tratamiento de la depresión debe tener en cuenta estas cuestiones. Cada escuela psiquiátrica y psicológica tiene su propia teoría y modo de actuar, pero ninguna debe pasar por alto el mundo interior del enfermo, sus sentimientos, las alteraciones psicosomáticas, su sintomatología general y cómo la percibe el propio afectado. En muchos casos la depresión puede ser resultado de un desajuste de la química orgánica, pero esto no ahorrará sufrimientos.

La labor del psiquiatra, en este sentido, va más allá de hacer un diagnóstico y recetar un tratamiento: debe ser un verdadero médico del alma y ofrecer a su paciente un camino para recuperar esa fuerza interior que ha perdido y que necesita para seguir adelante. Podemos llamarlo esperanza o aplicar cualquier otro nombre, pero la esencia será siempre la misma.

---

del médico y también del psicólogo son decisivas. Si la *depresión* es *exógena*, el asunto cobra un enorme relieve. Da pena ver cómo muchos psiquiatras se quedan en la farmacoterapia.

El tiempo cura todas las heridas. En la *tristeza reactiva* o *psicológica,* aquella que se produce como consecuencia de algo negativo, lo importante es tener capacidad para pasar la página negativa de esa experiencia, neutralizar la melancolía pensando en positivo, viendo el ángulo menos oscuro de esa vivencia... Esto es una gimnasia mental que hay que aprender.

# BIBLIOGRAFÍA

Ablon, J. S., Jones E. E., «Validity of Controlled Clinical Trials of Psychotherapy: Findings from the NIHM Treatment of Depression Collaborative Research Program», *American Journal of Psychiatry*, 159, 2002.

Akiskal, H., «Disthymia as a Temperamental Variant of Affective Disorder», *Eur Psychiatry*, 11 (supl. 3), 117-122, 1996.

— *Chronic Depressions*, Raven Press, Nueva York, 2003.

— *Towards a Definition of Dysthymia: Boundaries with Personality and Mood Disorders*, Gaskell, Londres, 2004.

Alonso Fernández, F., *Vencer la depresión*, Temas de Hoy, Madrid, 2005.

American Psychiatric Association. «Practice Guidelines for the Treatment of Patients with Major Depressive Disorders (Revision)». *Am. J. Psychiatry:* 157 (Suppl.), 1-45, 200.

Angst, J, Gamma, A., Gastpar, M., Lepine, J. P., Mendlewicz, J., Tylee, A.: «Gender differences in depression:

epidemiological findings from the European DEPRES I and II studies», *Eur Arch Paychiatry Clin neurosci,* 252: 201-209, 2002.

BOBES, J., «La calidad de vida de los enfermos obsesivo-compulsivos», Congreso Nacional de Psiquiatría, Oviedo, 2001.

BROCKINGTON, I. F., *Motherhood and Mental Health*, Oxford University Press, Oxford, 2013.

CAVANAGH, J. T., CARSON, A. J., SHARPE, M, LAWRIE, S. M.: «Psychological audotpsy studies of suicide: a systematic review», *Psychol Med,* 33: 395-405, 2003.

CONDE, V., «Clasificación de las depresiones. Mesa redonda: EL *DSM-IV* y las enfermedades del estado de ánimo», Palma de Mallorca, Congreso Nacional de Psiquiatría, 2003.

CONNER, K. R., CONWELL, Y., DUBERSTEIN, P. R., EBERLY, S.: «Aggression in suicide among adults age 50 and over», *Am J Geriatr psychiatry,* 12: 37-42, 2004.

CUIJPERS, P., BERKING, M. ANDERSSON, G., QUIGLEY, L., KLEIBOER, A., DOBSON, K. S., «A Meta-Analysis of Cognitive-Behavioural Therapy for Adult Depression, Alone and in Comparison with other Treatments», *The Canadian Journal of Psychiatry*, julio de 2013.

ECHEBURÚA, E., *Psicopatología,* Madrid, 2003.

ERNST, C., LALOVIC, A., LESAGE, A., SEGUIN, M, TOUSIGNANT, M., TURECKI, G.: «Suicide and no axis I psychopathology», *BMC Psychiatry,* 4: 7, 2004.

EVEN, C., FRIEDAMAN, S.: «Modafinil and Phototherapy in Winter's Depression», *Eur Psychiatry*, 11, 200-201, 2004.

GABBARD, G. O.: «Combined Psychotherapy and Pharmacotherapy», en SADOCK, B. J., SADOCK, V. A., editores, *Kaplan and Sadock's Comprehensive Textbook of Psychiatry*, Lippincott Villiams and Wilkins, Filadelfia, 2014.

GEDDES, J. R., CARNEY, S. M., DAVIES, C., FURUKAWA, T. A., «Relapse Prevention with Antidepressant Drug Treatment in Depressive Disorders: a Systematic Review», *Lancet*, 361, 653-661, 2003.

GERARD, A., RAFFAITIN, F., CUCHÉ, H.: «Depression chez la femme», en *Les maladies depressives,* De Olié, Poirier, Lôo, Flammarion, París, 2009.

GÓMEZ LAVÍN, C., «Trastornos psiquiátricos en el aborto provocado», Congreso Nacional de Psiquiatría, Pamplona, 2005.

GOODWIN, F. K., JAMISON, K. R., *Manic-Depressive Illness*, Oxford University Press, Nueva York, 2011.

HENDRICK, V.: «Treatment of Postpartum Depression: Risks to Mother and Child», American Psychiatric Association, Washington, 2012.

HICKIE, I.: «Validity of the Core», en G. Parker *et al.* edit., *Melancholia: a Disorder of Movement and Mood,* Cambridge University Press, Cambridge, 2008.

HISCHFELD, R. M. A., MALLINCKRODT, C., LEE, T. C., DETKE, M. J.: «The Course of Depression Sympton Improvement during Treatment with Duloxetine», *Depression and Anxiety*, 21, 170-177, 2005.

INGRAM, R. E., MIRANDA, J., SEGAL, Z. V., *Cognitive Vulnerability to Depression, Guilford*, Nueva York, 2013.

JOYCE, P. R., MULDER, R. T., LUTY, S. E., MCKENZIE, J. M., SULLIVAN, P. F., CLONINGER, R. C.: «Borderline personality disorder in major depression: symptomatology, temperament, character, differential drug response, and 6-month outcome», *Compr Psychiatry,* 44: 35-43, 2003.

KLERMAN, G. L., ROUNSAVILL, B. Y., WEISSMAN, M. N. CHEVRON, E. S., *Interpersonal Psychotherapy of Depression*, Basic Books, Nueva York, 2009.

KLERMAN G. L., WEISSMAN, M. N.: «Psychotherapy Interpersonal for Depression», en WOLMAN, B., STRICKER, G. (editores), *Depressive Disorders*, John Wiley, Nueva York, 2010.

LEAL, C., *Trastornos depresivos en la mujer*, Masson, Barcelona.

MCDONALD, C., SCHULZE, K., MCMURRAY, R., TOHEN, M., *Bipolar Disorders: the Upswing in Research and Treatment,* Taylor & Francis, Londres y Nueva York, 2014.

MINGOTE, J. C., MORENO JIMÉNEZ, B., GÁLVEZ HERRER, M.: «Desgaste profesional y salud de los profesionales médicos: revisión y propuestas de prevención», *Med Clin*, 7, 123, 265-270, Barcelona, 2004.

PARIS, J., *Social Factors in the Personality Disordes: a Biopsychological Approach to Aetiology and Treatment*, Cambridge University Press, Cambridge, 2011.

PAYKEL, E. S.: «Depression in Women», *Br J. Psychiatry,* supl., 158, reimp., 2005.

PEZAWAS, L, STAMENKOVIC, M, JAGSCH, R., ACKERL, S., PUTZA, C., STELZER, B., MOFFAT, R. R., SCHINDLER, S., AS-

CHAUER, H., KASPER, S.: «A Longitudinal view of triggers and thresholds of suicidal behavior in depression, *J Clin Psychiatry,* 63: 866-873, 2002.

ROBINS, L. N., *National Institute of Mental Health Diagnostic Interview Schedule*, versión III revisada, Washington University, Department of Psychiatry, St. Louis, 2006.

ROJAS, E., «La estimulación magnética transcraneal en depresiones farmacorresistentes», Congreso López-Ibor, mesa redonda sobre depresión y ansiedad, Madrid, abril de 2006.

— «Depresión mayor asociada a un trastorno de la personalidad no tratado», Congreso Internacional de Psiquiatría, Buenos Aires, abril de 2013.

RUSH, A. J., et al. (STAR-D Investigators Group): «Sequenced Treatment Alternatives to Relieve Depression (STAR-D): Rationale and Design», *Control Clin Trials*, 25 (1), febrero de 2004.

SUOMINEN, K., ISOMETSÄ, E., SUOKAS J., HAUKKA, J., ACHTE, K, LÖNNQVIST, J.: «Completed suicide after a suicide attempt: a 37-year follow-up study, *Am J Psychiatriy,* 161: 562-563, 2004.

TAYLOR, D., *et al.*: «Prescribing Guidelines in Psychiatry», The South London and Maudsley NHS Foundation Trust Oxleas NHS, *Foundation Trust*, edición 11, Londres, 2013.

THOMPSON, C., KINMONTH, A. L.: «Effects of a Clinical-Practice Guideline and Practice Based Education on Detection and Outcome of Depression in Primary Care: Hampshire Depression Project Randomised Controlled Trial», *Lancet*, 355, 185-191, 2000.

VALLEJO RUILOVA, J., *Trastornos afectivos: ansiedad y depresión,* Masson, Barcelona, 2011.

WELLS, K., SHERBOURNE, C., SHOENBAUM, M.: «Five Years Impact of Quality Improvement for Depression: Result of a Group-Level Randomized Controlled Trial», *Arch Gen Psychiatry*, 91, 378-386, 2013.

# Escalas de evaluación y cuestionarios de diferentes trastornos relacionados con la depresión

| ESCALA AUTOAPLICADA PARA LA DEPRESIÓN DE ZUNG-CONDE |
|---|

Para cada una de las siguientes veinte preguntas indique con qué frecuencia experimenta el síntoma o el sentimiento descrito.

A = Muy poco tiempo / Muy pocas veces / Raramente.
B = Algún tiempo / Algunas veces / De vez en cuando.
C = Gran parte del tiempo / Muchas veces / Frecuentemente.
D = Casi siempre / Siempre / Casi todo el tiempo.

| | A | B | C | D |
|---|---|---|---|---|
| 01. Me siento triste y deprimido. | ❑ | ❑ | ❑ | ❑ |
| 02. Por las mañanas me siento mejor que por las tardes. | ❑ | ❑ | ❑ | ❑ |
| 03. Frecuentemente tengo ganas de llorar y a veces lloro. | ❑ | ❑ | ❑ | ❑ |
| 04. Me cuesta mucho dormir o duermo mal por la noche. | ❑ | ❑ | ❑ | ❑ |
| 05. Ahora tengo tanto apetito como antes. | ❑ | ❑ | ❑ | ❑ |
| 06. Todavía me siento atraído por el sexo opuesto. | ❑ | ❑ | ❑ | ❑ |
| 07. Creo que estoy adelgazando. | ❑ | ❑ | ❑ | ❑ |
| 08. Estoy estreñido. | ❑ | ❑ | ❑ | ❑ |
| 09. Tengo palpitaciones. | ❑ | ❑ | ❑ | ❑ |
| 10. Me canso por cualquier cosa. | ❑ | ❑ | ❑ | ❑ |
| 11. Mi cabeza está tan despejada como antes. | ❑ | ❑ | ❑ | ❑ |
| 12. Hago las cosas con la misma facilidad que antes. | ❑ | ❑ | ❑ | ❑ |
| 13. Me siento agitado e intranquilo y no puedo estar quieto. | ❑ | ❑ | ❑ | ❑ |
| 14. Tengo esperanza y confianza en el futuro. | ❑ | ❑ | ❑ | ❑ |
| 15. Me siento más irritable que habitualmente. | ❑ | ❑ | ❑ | ❑ |
| 16. Encuentro fácil tomar decisiones. | ❑ | ❑ | ❑ | ❑ |
| 17. Me creo útil y necesario para la gente. | ❑ | ❑ | ❑ | ❑ |
| 18. Encuentro agradable vivir, mi vida es plena. | ❑ | ❑ | ❑ | ❑ |
| 19. Creo que sería mejor para los demás que me muriera. | ❑ | ❑ | ❑ | ❑ |
| 20. Me gustan las mismas cosas que habitualmente me agradaban. | ❑ | ❑ | ❑ | ❑ |

VALORACIÓN

| | A | B | C | D |
|---|---|---|---|---|
| 01. Me siento triste y deprimido. | 1 | 2 | 3 | 4 |
| 02. Por las mañanas me siento mejor que por las tardes. | 4 | 3 | 2 | 1 |
| 03. Frecuentemente tengo ganas de llorar y a veces lloro. | 1 | 2 | 3 | 4 |
| 04. Me cuesta mucho dormir o duermo mal por la noche. | 1 | 2 | 3 | 4 |
| 05. Ahora tengo tanto apetito como antes. | 4 | 3 | 2 | 1 |
| 06. Todavía me siento atraído por el sexo opuesto. | 4 | 3 | 2 | 1 |

| | | | | | |
|---|---|---|---|---|---|
| 07. | Creo que estoy adelgazando. | 1 | 2 | 3 | 4 |
| 08. | Estoy estreñido. | 1 | 2 | 3 | 4 |
| 09. | Tengo palpitaciones. | 1 | 2 | 3 | 4 |
| 10. | Me canso por cualquier cosa. | 1 | 2 | 3 | 4 |
| 11. | Mi cabeza está tan despejada como antes. | 4 | 3 | 2 | 1 |
| 12. | Hago las cosas con la misma facilidad que antes. | 4 | 3 | 2 | 1 |
| 13. | Me siento agitado e intranquilo y no puedo estar quieto. | 1 | 2 | 3 | 4 |
| 14. | Tengo esperanza y confianza en el futuro. | 4 | 3 | 2 | 1 |
| 15. | Me siento más irritable que habitualmente. | 1 | 2 | 3 | 4 |
| 16. | Encuentro fácil tomar decisiones. | 4 | 3 | 2 | 1 |
| 17. | Me creo útil y necesario para la gente. | 4 | 3 | 2 | 1 |
| 18. | Encuentro agradable vivir, mi vida es plena. | 4 | 3 | 1 | 2 |
| 19. | Creo que sería mejor para los demás que me muriera. | 1 | 2 | 3 | 4 |
| 20. | Me gustan las mismas cosas que habitualmente me agradaban. | 4 | 3 | 2 | 1 |

*De 0 a 40 puntos:* sin depresión.
*De 41 a 47 puntos:* depresión leve.
*De 48 a 55 puntos:* depresión moderada.
*De 56 a 80 puntos:* depresión grave.

- El propio paciente o persona que realiza el cuestionario, al sumar las puntuaciones, puede ver qué grado tiene de depresión (sin depresión, leve, moderada, grave).

ESCALA AUTOAPLICADA PARA LA EVALUACIÓN DE LA DEPRESIÓN DE BECK

Elija para cada uno de los siguientes veintiún apartados la expresión que mejor refleje su situación actual.

1. ❑ No estoy triste.
   ❑ Siento desgana de vivir. Estoy triste.
   ❑ Siento siempre desgana de vivir. Siempre estoy triste y no lo puedo remediar.
   ❑ Estoy tan triste y me siento tan desgraciado que sufro mucho.
   ❑ Estoy tan triste y me siento tan desgraciado que no lo puedo soportar más.

2. ❑ No soy demasiado pesimista ni me siento muy desanimado con respecto a mi futuro.
   ❑ Me siento desanimado por lo que respecta a mi futuro.
   ❑ Creo que no debo esperar ya nada.
   ❑ Creo que jamás me libraré de mis penas y preocupaciones.
   ❑ Tengo la impresión de que mi futuro es desesperado y que no mejorará mi situación.

3. ❑ No tengo la sensación de haber fracasado.
   ❑ Tengo la sensación de haber fracasado más que otras personas.
   ❑ Creo haber hecho en la vida pocas cosas que valgan la pena.
   ❑ Si pienso en mi vida, veo que no he tenido más que fracasos.
   ❑ Creo que he fracasado por completo.

4. ❑ No estoy particularmente descontento.
   ❑ Casi siempre me siento aburrido.
   ❑ No hay nada que me alegre como me alegraba antes.
   ❑ No hay nada en absoluto que me proporcione una satisfacción.
   ❑ Estoy descontento de todo.

5. ❑ No me siento particularmente culpable.
   ❑ Siento muchas veces que hago las cosas mal o que no valgo nada.
   ❑ Me siento culpable.
   ❑ Ahora tengo constantemente la sensación de que hago las cosas mal o de que no valgo nada.
   ❑ Considero que soy muy malo, que hago todo muy mal y que no valgo absolutamente nada.

6. ❑ No tengo la impresión de merecer un castigo.
   ❑ Creo que me podría pasar algo malo.
   ❑ Tengo la impresión de que ahora, o muy pronto, voy a ser castigado.
   ❑ Creo que merezco ser castigado.
   ❑ Quiero ser castigado.

7. ❑ No estoy descontento de mí mismo.
❑ Estoy descontento de mí mismo.
❑ No me gusto a mí mismo.
❑ No me soporto a mí mismo.
❑ Me odio.

8. ❑ No tengo la impresión de ser peor que los demás.
❑ Tengo muy en cuenta mis propias faltas y mis propios defectos.
❑ Me hago reproches por todo lo que no sale bien.
❑ Tengo la impresión de que mis defectos son muchos y muy grandes.
❑ Me siento culpable de todo lo malo que ocurre.

9. ❑ No pienso, ni se me ocurre, quitarme la vida.
❑ A veces se me ocurre que podría quitarme la vida, pero no lo haré.
❑ Pienso que sería preferible que me muriese.
❑ He planeado cómo podría suicidarme.
❑ Creo que sería mejor para mi familia que yo me muriese.
❑ Si pudiese, me suicidaría.

10. ❑ No lloro más de lo corriente.
❑ Lloro con mucha frecuencia, más de lo corriente.
❑ Me paso todo el tiempo llorando y no puedo dejar de hacerlo.
❑ Ahora ya no puedo llorar, aunque quisiera, como lo hacía antes.

11. ❑ No me siento más irritado que de costumbre.
❑ Me enfado o me irrito con más facilidad que antes.
❑ Estoy constantemente irritado.
❑ Ahora no me irritan ni siquiera las cosas que antes me enfadaban.

12. ❑ No he perdido el interés por los demás.
❑ Me intereso por los demás menos que antes.
❑ He perdido casi por completo el interés hacia los demás y siento poca simpatía por otras personas.
❑ Los demás no me interesan nada y todo el mundo me es totalmente indiferente.

13. ❑ Tengo la misma facilidad que antes para tomar decisiones.
❑ Ahora me siento menos seguro de mí mismo y procuro evitar tomar decisiones.
❑ Ya no puedo tomar decisiones sin que me ayude alguien a hacerlo.
❑ Ahora me siento completamente incapaz de tomar ninguna decisión, sea lo que sea.

14. ❑ No tengo la impresión de presentar peor aspecto que de costumbre.
❑ Temo que mi aspecto cause mala impresión o parecer aviejado.

- ❑ Tengo la impresión de presentar cada vez peor aspecto.
- ❑ Tengo la impresión de que mi aspecto es feo, desagradable y repulsivo.

15. ❑ Trabajo con la misma facilidad de siempre.
    ❑ Ahora me cuesta más esfuerzo que antes ponerme a trabajar.
    ❑ Ya no trabajo bien como antes.
    ❑ Tengo que hacer un gran esfuerzo para realizar cualquier cosa.
    ❑ Me siento incapaz de hacer cualquier trabajo por pequeño que sea.

16. ❑ Duermo tan bien como de costumbre.
    ❑ Por la mañana me levanto más cansado que de costumbre.
    ❑ Me despierto una o dos horas más temprano que antes y me cuesta trabajo volverme a dormir.
    ❑ Me despierto demasiado temprano por las mañanas y no puedo dormir más de cinco horas.

17. ❑ No me canso antes que de costumbre.
    ❑ Me canso más pronto que antes.
    ❑ Cualquier cosa que haga me cansa.
    ❑ Me siento tan cansado que soy incapaz de hacer nada, por poco esfuerzo que cueste.

18. ❑ Mi apetito no es peor que de costumbre.
    ❑ No tengo tanto apetito como antes.
    ❑ Tengo mucho menos apetito que antes.
    ❑ No tengo en absoluto ningún apetito.

19. ❑ No he perdido peso y si lo he perdido, es desde hace poco tiempo.
    ❑ He perdido más de dos kilos de peso.
    ❑ He perdido más de cuatro kilos de peso.
    ❑ He perdido más de siete kilos de peso.

20. ❑ Mi salud no me preocupa más que de costumbre.
    ❑ Me preocupo constantemente por mis molestias físicas y mis malestares.
    ❑ Mis molestias físicas me preocupan tanto que me resulta difícil pensar en cualquier otra cosa.
    ❑ No hago nada más que pensar en mis molestias físicas.

21. ❑ No he notado que desde hace poco haya cambiado mi interés por los asuntos sexuales.
    ❑ Me intereso menos que antes por cuestiones relativas al sexo.
    ❑ Me intereso ahora mucho menos que antes por todo lo que se refiere al sexo.
    ❑ He perdido todo mi interés por las cosas del sexo.

VALORACIÓN

1. 0. No estoy triste.
   1. Siento desgana de vivir. Estoy triste.
   2. Siento siempre desgana de vivir. Siempre estoy triste y no lo puedo remediar.
   3. Estoy tan triste y me siento tan desgraciado que sufro mucho.
   4. Estoy tan triste y me siento tan desgraciado que no lo puedo soportar más.

2. 0. No soy demasiado pesimista ni me siento muy desanimado con respecto a mi futuro.
   1. Me siento desanimado por lo que respecta a mi futuro.
   2. Creo que no debo esperar ya nada.
   3. Creo que jamás me liberaré de mis penas y preocupaciones.
   4. Tengo la impresión de que mi futuro es desesperado y que no mejorará mi situación.

3. 0. No tengo la sensación de haber fracasado.
   1. Tengo la sensación de haber fracasado más que otras personas.
   2. Creo haber hecho en la vida pocas cosas que valgan la pena.
   3. Si pienso en mi vida, veo que no he tenido más que fracasos.
   4. Creo que he fracasado por completo.

4. 0. No estoy particularmente descontento.
   1. Casi siempre me siento aburrido.
   2. No hay nada que me alegre como me alegraba antes.
   3. No hay nada en absoluto que me proporcione una satisfacción.
   4. Estoy descontento de todo.

5. 0. No me siento particularmente culpable.
   1. Siento muchas veces que hago las cosas mal o que no valgo nada.
   2. Me siento culpable.
   3. Ahora tengo constantemente la sensación de que hago las cosas mal o de que no valgo nada.
   4. Considero que soy muy malo, que hago todo muy mal y que no valgo absolutamente nada.

6. 0. No tengo la impresión de merecer un castigo.
   1. Creo que me podría pasar algo malo.
   2. Tengo la impresión de que ahora, o muy pronto, voy a ser castigado.
   3. Creo que merezco ser castigado.
   4. Quiero ser castigado.

7. 0. No estoy descontento de mí mismo.
   1. Estoy descontento de mí mismo.
   2. No me gusto a mí mismo.
   3. No me soporto a mí mismo.
   4. Me odio.

8. 0. No tengo la impresión de ser peor que los demás.
   1. Tengo muy en cuenta mis propias faltas y mis propios defectos.
   2. Me hago reproches por todo lo que no sale bien.
   3. Tengo la impresión de que mis defectos son muchos y muy grandes.
   4. Me siento culpable de todo lo malo que ocurre.

9. 0. No pienso, ni se me ocurre, quitarme la vida.
   1. A veces se me ocurre que podría quitarme la vida, pero no lo haré.
   2. Pienso que sería preferible que me muriese.
   3. He planeado cómo podría suicidarme.
   4. Creo que sería mejor para mi familia que yo me muriese.
   5. Si pudiese, me suicidaría.

10. 0. No lloro más de lo corriente.
   1. Lloro con mucha frecuencia, más de lo corriente.
   2. Me paso todo el tiempo llorando y no puedo dejar de hacerlo.
   3. Ahora ya no puedo llorar, aunque quisiera, como lo hacía antes.

11. 0. No me siento más irritado que de costumbre.
   1. Me enfado o me irrito con más facilidad que antes.
   2. Estoy constantemente irritado.
   3. Ahora no me irritan ni siquiera las cosas que antes me enfadaban.

12. 0. No he perdido el interés por los demás.
   1. Me intereso por los demás menos que antes.
   2. He perdido casi por completo el interés hacia los demás y siento poca simpatía por otras personas.
   3. Los demás no me interesan nada y todo el mundo me es totalmente indiferente.

13. 0. Tengo la misma facilidad que antes para tomar decisiones.
   1. Ahora me siento menos seguro de mí mismo y procuro evitar tomar decisiones.
   2. Ya no puedo tomar decisiones sin que me ayude alguien a hacerlo.
   3. Ahora me siento completamente incapaz de tomar ninguna decisión, sea lo que sea.

14. 0. No tengo la impresión de presentar peor aspecto que de costumbre.
    1. Temo que mi aspecto cause mala impresión o parecer aviejado.
    2. Tengo la impresión de presentar cada vez peor aspecto.
    3. Tengo la impresión de que mi aspecto es feo, desagradable y repulsivo.

15. 0. Trabajo con la misma facilidad de siempre.
    1. Ahora me cuesta más esfuerzo que antes ponerme a trabajar.
    2. Ya no trabajo tan bien como antes.
    3. Tengo que hacer un gran esfuerzo para realizar cualquier cosa.
    4. Me siento incapaz de hacer cualquier trabajo por pequeño que sea.

16. 0. Duermo tan bien como de costumbre.
    1. Por la mañana me levanto más cansado que de costumbre.
    2. Me despierto una o dos horas más temprano que antes y me cuesta trabajo volverme a dormir.
    3. Me despierto demasiado temprano por las mañanas y no puedo dormir más de cinco horas.

17. 0. No me canso antes que de costumbre.
    1. Me canso más pronto que antes.
    2. Cualquier cosa que haga me cansa.
    3. Me siento tan cansado que soy incapaz de hacer nada, por poco esfuerzo que cueste.

18. 0. Mi apetito no es peor que de costumbre.
    1. No tengo tanto apetito como antes.
    2. Tengo mucho menos apetito que antes.
    3. No tengo en absoluto ningún apetito.

19. 0. No he perdido peso y si lo he perdido, es desde hace poco tiempo.
    1. He perdido más de dos kilos de peso.
    2. He perdido más de cuatro kilos de peso.
    3. He perdido más de siete kilos de peso.

20. 0. Mi salud no me preocupa más que de costumbre.
    1. Me preocupo constantemente por mis molestias físicas y mis malestares.
    2. Mis molestias físicas me preocupan tanto que me resulta difícil pensar en cualquier otra cosa.
    3. No hago nada más que pensar en mis molestias físicas.

21. 0. No he notado que desde hace poco haya cambiado mi interés por los asuntos sexuales.

| |
|---|
| 1. Me intereso ahora mucho menos que antes por todo lo que se refiere al sexo.<br>2. He perdido todo mi interés por las cosas del sexo. |
| Grados de depresión<br>*De 0 a 9 puntos:* no deprimidos.<br>*De 10 a 15 puntos:* ligeramente deprimidos<br>*De 16 a 24 puntos:* moderadamente deprimidos.<br>*De 25 a 62 puntos:* gravemente deprimidos. |

## *Corrección e interpretación de los resultados*

- El paciente o la persona que realiza el cuestionario puede valorar los resultados y comprobar el grado de depresión que tiene.

| ESCALA DE HAMILTON PARA LA DEPRESIÓN-HDRS | |
|---|---|
| ÍTEMS | CRITERIOS OPERATIVOS DE VALORACIÓN |
| 1. Humor deprimido (tristeza, depresión, desamparo, inutilidad) | 0. Ausente.<br>1. Estas sensaciones se indican solamente al ser preguntado.<br>2. Estas sensaciones se relatan oral y espontáneamente.<br>3. Sensaciones no comunicadas verbalmente, es decir, por la expresión facial, la postura, la voz y la tendencia al llanto.<br>4. El paciente manifiesta estas sensaciones en su comunicación verbal y no verbal de forma espontánea. |
| 2. Sensación de culpabilidad | 0. Ausente.<br>1. Se culpa a sí mismo, cree haber decepcionado a la gente.<br>2. Ideas de culpabilidad, o meditación sobre errores pasados o malas acciones.<br>3. La enfermedad actual es un castigo. Ideas delirantes de culpabilidad.<br>4. Oye voces acusatorias o de denuncias y/o experimenta alucinaciones visuales amenazadoras. |
| 3. Suicidio | 0. Ausente.<br>1. Le parece que la vida no merece la pena ser vivida.<br>2. Desearía estar muerto o tiene pensamientos sobre la posibilidad de morirse.<br>3. Ideas de suicidio o amenazas.<br>4. Intentos de suicidio (cualquier intento serio se califica 4). |
| 4. Insomnio precoz | 0. Ausente.<br>1. Dificultades ocasionales para dormirse, por ejemplo, más de media hora.<br>2. Dificultades para dormirse cada noche. |
| 5. Insomnio medio | 0. Ausente.<br>1. El paciente se queja de estar inquieto durante la noche. |

| ÍTEMS | CRITERIOS OPERATIVOS DE VALORACIÓN |
|---|---|
| | 2. Está despierto durante la noche; cualquier ocasión de levantarse de la cama se califica 2 (excepto si está justificada: orinar, tomar o dar medicación...). |
| 6. Insomnio tardío | 0. Ausente.<br>1. Se despierta a primeras horas de la madrugada pero vuelve a dormirse.<br>2. No puede volver a dormirse si se levanta de la cama. |
| 7. Trabajo y actividades | 1. Ideas y sentimientos de incapacidad. Fatiga o debilidad relacionadas con su actividad, trabajo o aficiones.<br>2. Pérdida de interés en su actividad, aficiones o trabajo, manifestado directamente por el enfermo o indirectamente por desatención, indecisión y vacilación.<br>3. Disminución del tiempo dedicado a actividades o descenso en la productividad.<br>4. Dejó de trabajar por la presente enfermedad. |
| 8. Inhibición (lentitud de pensamiento y de palabra; empeoramiento de la concentración; actividad motora disminuida) | 0. Palabra y pensamiento normales.<br>1. Ligero retraso en el diálogo.<br>2. Evidente retraso en el diálogo.<br>3. Diálogo difícil.<br>4. Torpeza absoluta. |
| 9. Agitación | 0. Ninguna.<br>1. «Juega» con sus manos, cabellos, etc.<br>2. Se retuerce las manos, se muerde las uñas, los labios, se tira de los cabellos, etc. |
| 10. Ansiedad psíquica | 0. No hay dificultad.<br>1. Tensión subjetiva e irritabilidad.<br>2. Preocupación por pequeñas cosas.<br>3. Actitud aprensiva en la expresión o en el habla.<br>4. Terrores expresados sin preguntarle. |

| ÍTEMS | CRITERIOS OPERATIVOS DE VALORACIÓN | |
|---|---|---|
| 11. Ansiedad somática | 0. Ausente.<br>1. Ligera.<br>2. Moderada.<br>3. Grave.<br>4. Incapacitante. | Signos fisiológicos concomitantes de la ansiedad como:<br>• Gastrointestinales: boca seca, flatulencia, diarrea, eructos, retortijones.<br>• Cardiovasculares: palpitaciones, cefalalgias.<br>• Respiratorios: hiperventilación, suspiros.<br>• Frecuencia urinaria.<br>• Sudoración. |
| 12. Síntomas somáticos gastrointestinales | 0. Ninguno.<br>1. Pérdida del apetito, pero come sin necesidad de que lo estimulen. Sensación de pesadez en el abdomen.<br>2. Dificultad en comer si no se le insiste. Solicita laxantes o medicación intestinal o para sus síntomas gastrointestinales. | |
| 13. Síntomas somáticos generales | 0. Ninguno.<br>1. Pesadez en las extremidades, espalda o cabeza. Dorsalgias, cefalalgias, algias musculares. Pérdida de energía y fatigabilidad.<br>2. Cualquier síntoma bien definido se califica 2. | |
| 14. Síntomas genitales | 0. Ausente.<br>1. Débil.<br>2. Grave.<br>3. Incapacitante. | Síntomas como:<br>• Pérdida de la libido.<br>• Trastornos menstruales. |
| 15. Hipocondría | 0. No la hay.<br>1. Preocupado de sí mismo (corporalmente).<br>2. Preocupado por su salud.<br>3. Se lamenta constantemente. Solicita ayudas, etc.<br>4. Ideas delirantes hipocondríacas. | |
| 16. Pérdida de peso (Completar A o B) | A. Según manifestaciones del paciente (primera evaluación).<br>0. No hay pérdida de peso. | |

| ÍTEMS | CRITERIOS OPERATIVOS DE VALORACIÓN |
|---|---|
| | 1. Probable pérdida de peso asociada con la enfermedad actual.<br>2. Pérdida de peso definida (según el enfermo). |
| | B. Según pesaje hecho por el psiquiatra (evaluaciones siguientes).<br>0. Pérdida de peso inferior a 500 g en una semana.<br>1. Pérdida de peso de más de 500 g en una semana.<br>2. Pérdida de peso de más de 1 kg en una semana (por término medio). |
| 17. *Insight* (conciencia de enfermedad) | 0. Se da cuenta de que está deprimido y enfermo.<br>1. Se da cuenta de su enfermedad, pero atribuye la causa a la mala alimentación, clima, exceso de trabajo, virus, etc.<br>2. Niega que esté enfermo. |

## *Corrección e interpretación de los resultados*

- Proporciona una puntuación global de gravedad del cuadro y una puntuación en 3 factores o índices: melancolía, ansiedad y sueño.
- La puntuación global se obtiene sumando las puntuaciones de cada ítem. Existen distintos puntos de corte o normas de interpretación. En la siguiente tabla exponemos los dos más utilizados.

| | | | |
|---|---|---|---|
| 0-7 | No depresión. | 0-7 | No depresión. |
| 8-12 | Depresión menor. | 8-14 | Distimia. |
| 13-17 | Menos que depresión mayor. | ≥15 | Depresión de moderada a grave. |

- Las puntuaciones en cada uno de los índices se obtienen sumando las puntuaciones de los ítems que los constituyen: melancolía (ítems 1, 2, 7, 8, 10 y 13); ansiedad (ítems 9-11) y sueño (ítems 4-6). No existen puntos de corte definidos para las puntuaciones en estos índices.

ESCALA DE DEPRESIÓN DE MONTGOMERY-ASBERG-MADRS

**1. Tristeza aparente**
El paciente expresa abatimiento, tristeza y desesperación a través de la voz, el gesto y la expresión mímica.
Evalúese en función de la gravedad e incapacidad para ser animado.
0. No tristeza.
1. Parece desanimado, pero se anima fácilmente.
2. Parece triste e infeliz la mayor parte del tiempo.
3. Parece desgraciado todo el tiempo. Extremadamente abatido.

**2. Tristeza expresada**
El enfermo aporta datos verbales sobre su humor deprimido, independientemente de que lo exprese por su apariencia o no. Incluye ánimo bajo, abatimiento, desesperanza, sentimiento de desamparo.
Evalúese de acuerdo con la intensidad, duración e influenciabilidad del humor por las circunstancias ambientales.
0. Tristeza ocasional en consonancia con las circunstancias ambientales.
1. Tristeza que cede (se anima) sin dificultad.
2. Sentimiento de tristeza o abatimiento profundo, pero el humor es todavía ligeramente influenciable por las circunstancias externas.
3. Continua e invariable tristeza, abatimiento, sentimiento de desgracia.

**3. Tensión interior**
El paciente expresa sentimientos de malestar indefinido, nerviosismo, confusión interna, tensión mental que se vuelve pánico, temor o angustia.
Evalúese de acuerdo con la intensidad, frecuencia o duración de la tranquilidad perdida.
0. Placidez aparente. Solo manifiesta tensión interna.
1. Ocasionales sentimientos de nerviosismo y malestar indefinido.
2. Continuos sentimientos de tensión interna o sentimientos de pánico que aparecen intermitentemente y que el paciente puede dominar, pero con dificultad.
3. Angustia o temor no mitigado. Pánico abrumador.

**4. Sueño reducido**
El paciente expresa una reducción en la duración o en la profundidad de su sueño en comparación de cómo duerme cuando se encuentra bien.
0. Sueño como los normales.
1. Leve dificultad para dormir o sueño ligeramente reducido: sueño ligero.
2. Sueño reducido o interrumpido al menos durante dos horas.
3. Menos de dos o tres horas de sueño.

**5. Disminución del apetito**

El paciente expresa una reducción del apetito en comparación con cuando se encuentra bien.

Evalúese la pérdida del deseo de alimento o la necesidad de forzarse uno mismo a comer.

0. Apetito normal o aumentado.
1. Apetito ligeramente disminuido.
2. No apetito. Los alimentos saben mal.
3. Necesidad de persuasión para comer.

**6. Dificultades de concentración**

El paciente expresa dificultades para mantener su propio pensamiento o para concentrarse.

Evalúese de acuerdo con la intensidad, frecuencia y grado de la incapacidad producida.

0. Ninguna dificultad de concentración.
1. Dificultades ocasionales para mantener los propios pensamientos.
2. Dificultades en la concentración y mantenimiento del pensamiento que reduce la capacidad para mantener una conversación o leer.
3. Incapacidad para leer o conversar sin gran dificultad.

**7. Laxitud. Abulia**

El paciente expresa o presenta una dificultad para iniciar y ejecutar las actividades diarias.

0. Apenas dificultades para iniciar las tareas. No inactividad.
1. Dificultad para iniciar actividades.
2. Dificultades para comenzar sus actividades rutinarias, que exigen un esfuerzo para ser llevadas a cabo.
3. Completa laxitud, incapacidad para hacer nada sin ayuda.

**8. Incapacidad para sentir**

El paciente expresa un reducido interés por lo que le rodea y por las actividades que normalmente producían placer.

Reducción de la capacidad para reaccionar adecuadamente a circunstancias o personas.

0. Interés normal por las cosas y la gente.
1. Reducción de la capacidad para disfrutar de los intereses habituales.
2. Pérdida de interés en lo que le rodea, incluso con los amigos o conocidos.
3. Manifiesta la experiencia subjetiva de estar emocionalmente paralizado, anestesiado, con incapacidad para sentir placer o desagrado y con una falta absoluta y/o dolorosa pérdida de sentimientos hacia parientes y amigos.

**9. Pensamientos pesimistas**

El paciente expresa pensamientos de culpa, autorreproche, remordimiento, inferioridad, ideas de ruina, ideas de pecado.

0. No pensamientos pesimistas.
1. Ideas fluctuantes de fallos, autorreproches o autodepreciaciones.
2. Persistentes autoacusaciones o ideas definidas, pero todavía razonables, de culpabilidad o pecado. Pesimismo.
3. Ideas irrefutables de ruina, remordimiento o pecado irremediable. Autoacusaciones absurdas e irreductibles.

**10. Ideación suicida**

El paciente expresa la idea de que la vida no merece vivirse, de que una muerte natural sería bienvenida, o manifiesta ideas o planes suicidas.

0. Se alegra de vivir. Toma la vida como viene.
1. Cansado de vivir. Ideas suicidas fugaces.
2. Manifiesta deseos de muerte, ideas suicidas frecuentes. El suicidio es considerado como una solución, pero no se han elaborado planes o hecho intención.
3. Planes explícitos de suicidio cuando exista una oportunidad. Activa preparación para el suicidio.

## *Corrección e interpretación de los resultados*

- Proporciona una puntuación global que se obtiene sumando la puntuación asignada en cada uno de los 10 ítems. La puntuación total puede oscilar entre 0 y 60 puntos.
- Los puntos de corte recomendados utilizados son los siguientes:
  - 0-6: no depresión
  - 7-19: depresión menor
  - 20-34: depresión moderada
  - 35-60: depresión grave

## CUESTIONARIO DE ROJAS PARA VALORAR LA ANSIEDAD

*Instrucciones:* conteste a las siguientes preguntas en relación con los síntomas que haya notado durante los últimos tres meses. Haga un círculo alrededor del asterisco situado en la columna *Sí* cuando haya notado ese síntoma; valore el grado de su *intensidad (I)* de 1 a 4 (1: intensidad ligera; 2: intensidad mediana; 3: intensidad alta; 4: intensidad grave, la más intensa).
Si no siente dichos síntomas, ponga un círculo alrededor del *No*.

### SÍNTOMAS FÍSICOS

| | SÍ | NO | INTENSIDAD |
|---|---|---|---|
| 1. Tiene palpitaciones o taquicardias (le late a veces rápido el corazón) .......... | * | * | ________ |
| 2. Se ruboriza o se pone pálido .......... | * | * | ________ |
| 3. Le tiemblan las manos, pies, piernas o el cuerpo en general .......... | * | * | ________ |
| 4. Suda mucho .......... | * | * | ________ |
| 5. Se le seca la boca .......... | * | * | ________ |
| 6. Tiene tics (guiños o contracturas musculares automáticas) .......... | * | * | ________ |
| 7. Nota falta de aire, dificultad para respirar, opresión en la zona del pecho .......... | * | * | ________ |
| 8. Tiene gases .......... | * | * | ________ |
| 9. Orina con mucha frecuencia o de forma imperiosa | * | * | ________ |
| 10. Tiene náuseas o vómitos .......... | * | * | ________ |
| 11. Tiene diarreas, descomposiciones intestinales .... | * | * | ________ |
| 12. Se nota como un nudo en el estómago o en la garganta, le cuesta tragar .......... | * | * | ________ |
| 13. Tiene vértigos, sensación de inestabilidad, de que puede caerse, desmayo .......... | * | * | ________ |
| 14. Le cuesta quedarse dormido por las noches ...... | * | * | ________ |
| 15. Tiene pesadillas .......... | * | * | ________ |
| 16. Tiene sueño durante el día y se queda dormido sin darse cuenta .......... | * | * | ________ |
| 17. Pasa temporadas sin apetito, sin querer comer casi nada .......... | * | * | ________ |
| 18. Tiene ratos en que come excesivamente o cosas extrañas, incluso sin apetito .......... | * | * | ________ |
| 19. Ha notado un menor interés por la sexualidad ... | * | * | ________ |
| 20. Ha notado un mayor interés por la sexualidad ... | * | * | ________ |
| SUMA .......... | | | |

| SÍNTOMAS PSÍQUICOS | SÍ | NO | INTENSIDAD |
|---|---|---|---|
| 1. Se nota inquieto, nervioso, desasosegado por dentro ........ | * | * | ________ |
| 2. Se siente como amenazado, incluso sin saber por qué ........ | * | * | ________ |
| 3. Tiene la sensación de estar luchando continuamente sin saber contra qué ........ | * | * | ________ |
| 4. Tiene ganas de huir, de marcharse a otro lugar, de viajar a un sitio lejano ........ | * | * | ________ |
| 5. Tiene fobias (temores exagerados a algún objeto o situación) ........ | * | * | ________ |
| 6. Tiene miedos difusos, es decir, sin saber bien a qué ........ | * | * | ________ |
| 7. A veces queda preso de terrores o tiene ataques de pánico ........ | * | * | ________ |
| 8. Se nota muy inseguro de sí mismo ........ | * | * | ________ |
| 9. A veces se siente inferior a los demás ........ | * | * | ________ |
| 10. Nota una cierta sensación de vacío interior ...... | * | * | ________ |
| 11. Se nota distinto, como si estuviese perdiendo su propia identidad ........ | * | * | ________ |
| 12. Está triste, meditabundo, melancólico ........ | * | * | ________ |
| 13. Teme perder el autocontrol y hacer daño a otras personas ........ | * | * | ________ |
| 14. Teme no controlarse y llegar a suicidarse ........ | * | * | ________ |
| 15. Está asustado o le da mucho miedo la muerte .. | * | * | ________ |
| 16. Está asustado pensando que se está volviendo o que se puede volver loco ........ | * | * | ________ |
| 17. Tiene la sensación de que ocurrirá alguna desgracia, como un presentimiento ........ | * | * | ________ |
| 18. Se nota muy cansado, sin intereses ni ganas de hacer nada ........ | * | * | ________ |
| 19. Le cuesta mucho tomar una decisión ........ | * | * | ________ |
| 20. Es una persona recelosa o desconfiada ........ | * | * | ________ |
| SUMA ........ | | | |

| SÍNTOMAS DE CONDUCTA | | | |
|---|---|---|---|
| | SÍ | NO | INTENSIDAD |
| 1. Está siempre alerta, como vigilando o en guardia ........ | * | * | ______ |
| 2. Está irritable, excitable, responde exageradamente a los estímulos externos ........ | * | * | ______ |
| 3. Rinde menos en sus actividades habituales ........ | * | * | ______ |
| 4. Le resulta difícil o penoso realizar sus actividades habituales ........ | * | * | ______ |
| 5. Se mueve de un lado para otro, como agitado, sin motivo ........ | * | * | ______ |
| 6. Cambia mucho de postura, por ejemplo cuando está sentado ........ | * | * | ______ |
| 7. Gesticula mucho ........ | * | * | ______ |
| 8. Le ha cambiado la voz o ha notado altibajos en sus tonos ........ | * | * | ______ |
| 9. Se nota más torpe en sus movimientos o más rígido ........ | * | * | ______ |
| 10. Tiene más tensa la mandíbula ........ | * | * | ______ |
| 11. Tartamudea o cecea ........ | * | * | ______ |
| 12. Se muerde las uñas o los padrastros. Se chupa el dedo o se los frota ........ | * | * | ______ |
| 13. Juega mucho con objetos, necesita tener algo entre las manos ........ | * | * | ______ |
| 14. A veces se queda bloqueado, sin saber qué hacer o decir ........ | * | * | ______ |
| 15. Le cuesta mucho o no está dispuesto a realizar una actividad intensa ........ | * | * | ______ |
| 16. Muchas veces tiene la frente fruncida ........ | * | * | ______ |
| 17. Tiene los párpados contraídos o las cejas arqueadas hacia abajo ........ | * | * | ______ |
| 18. Tiene expresión de perplejidad, desagrado, displacer o preocupación ........ | * | * | ______ |
| 19. Le dicen que está inexpresivo, como con la cara «congelada» ........ | * | * | ______ |
| 20. Le irritan mucho los ruidos intensos o inesperados ........ | * | * | ______ |
| SUMA ........ | | | |

| SÍNTOMAS INTELECTUALES | | | |
|---|---|---|---|
| | SÍ | NO | INTENSIDAD |
| 1. Le inquieta el futuro, lo ve todo negro, difícil, de forma pesimista ........................................ | * | * | ________ |
| 2. Piensa que tiene mala suerte y que siempre la tendrá ........................................................ | * | * | ________ |
| 3. Cree que no sirve para nada, que no sabe hacer nada correctamente ..................................... | * | * | ________ |
| 4. Los demás dicen que no es justo en sus juicios y apreciaciones ............................................ | * | * | ________ |
| 5. Se concentra mal, con dificultad ..................... | * | * | ________ |
| 6. Nota como si le fallase la memoria, le cuesta recordar cosas recientes .................................. | * | * | ________ |
| 7. Le cuesta recordar cosas que cree saber, haber aprendido hace tiempo ................................. | * | * | ________ |
| 8. Está muy despistado ..................................... | * | * | ________ |
| 9. Tiene ideas o pensamientos de los que no se puede librar ...................................................... | * | * | ________ |
| 10. Les da muchas vueltas a las cosas .................. | * | * | ________ |
| 11. Todo le afecta negativamente, cualquier detalle o noticia ........................................................ | * | * | ________ |
| 12 Utiliza términos extremos: *inútil, imposible, nunca, jamás, siempre, seguro,* etc. ....................... | * | * | ________ |
| 13. Hace juicios de valor sobre los demás, rígidos e intolerantes: *inútil, odioso,* etc. ....................... | * | * | ________ |
| 14. Se acuerda más de lo negativo que de lo positivo ........................................................... | * | * | ________ |
| 15. Le cuesta pensar, nota un cierto bloqueo intelectual .......................................................... | * | * | ________ |
| 16. Un pequeño detalle que sale mal le sirve para decir que todo es caótico .................................. | * | * | ________ |
| 17. Piensa que su vida no ha merecido la pena, que todo han sido injusticias o dolor ..................... | * | * | ________ |
| 18. Pensar en algo angustioso le conduce a pensamientos más angustiosos todavía ..................... | * | * | ________ |
| 19. Piensa en lo que haría en una situación difícil y cree que no podría superarla ................................ | * | * | ________ |
| 20. Cree que su única solución es un cambio realmente profundo o que es inútil ................................ | * | * | ________ |
| SUMA ........................................................... | | | |

SÍNTOMAS ASERTIVOS

| | SÍ | NO | INTENSIDAD |
|---|---|---|---|
| 1. A veces no sabe qué decir ante ciertas personas | * | * | ________ |
| 2. Le cuesta mucho iniciar una conversación ........ | * | * | ________ |
| 3. Le resulta difícil presentarse a sí mismo en una reunión social ........ | * | * | ________ |
| 4. Le cuesta mucho decir «no» o mostrarse en desacuerdo con algo ........ | * | * | ________ |
| 5. Intenta agradar a todo el mundo y siempre sigue la corriente general ........ | * | * | ________ |
| 6. Le resulta muy difícil hablar de temas generales e intrascendentes ........ | * | * | ________ |
| 7. Se comporta con mucha rapidez, sin naturalidad, en las reuniones sociales ........ | * | * | ________ |
| 8. Le resulta muy difícil hablar en público, formular y responder preguntas ........ | * | * | ________ |
| 9. Prefiere claramente la soledad antes que estar con desconocidos ........ | * | * | ________ |
| 10. Se nota muy pasivo o bloqueado en reuniones sociales ........ | * | * | ________ |
| 11. Le cuesta expresar a los demás sus verdaderas opiniones y sentimientos ........ | * | * | ________ |
| 12. Intenta dar en público una imagen de sí mismo distinta a la real ........ | * | * | ________ |
| 13. Está muy pendiente de lo que los demás puedan opinar de usted ........ | * | * | ________ |
| 14. Se siente a menudo avergonzado ante los demás | * | * | ________ |
| 15. Prefiere pasar totalmente desapercibido en las reuniones sociales ........ | * | * | ________ |
| 16. Le resulta complicado terminar una conversación difícil o comprometida ........ | * | * | ________ |
| 17. Tiene o utiliza poco el sentido del humor ante situaciones de cierta tensión ........ | * | * | ________ |
| 18. Está muy pendiente de lo que hace en presencia de personas de poca confianza ........ | * | * | ________ |
| 19. Prefiere no discutir ni quejarse a pesar de estar seguro de llevar la razón ........ | * | * | ________ |
| 20. Se avergüenza o incomoda por cosas que hacen los demás («vergüenza ajena») ........ | * | * | ________ |
| SUMA ........ | | | |

## *Explicación de la puntuación obtenida por dimensión:*

20: banda normal.
20-30: ansiedad ligera.
30-40: ansiedad moderada.
40-50: ansiedad grave.
50 —>: ansiedad muy grave.

- Son cinco dimensiones las que se valoran en el cuestionario: síntomas físicos, psicológicos (vivenciales), de conducta, cognitivos (mentales o intelectuales) y asertivos (habilidades sociales).
- La máxima puntuación por dimensión son 80 puntos (20 ítems, a 4 puntos de máxima). Consideramos que una puntuación de 50 en adelante, por dimensión, significa una ansiedad alta.

| ESCALA DE ROJAS PARA VALORAR EL RIESGO DE SUICIDIO |
|---|
| 01. Estado de ánimo deprimido<br>02. Impotencia para la vida<br>03. Diselpidia<br>04. Inhibición de agresiones<br>05. Aborrecimiento de sí mismo<br>06. Llanto<br>07. Sentimiento de culpa<br>08. Sentimientos de fracaso<br>09. Plano cognitivo<br>10. Aislamiento<br>11. Asertividad<br>12. Deseos de muerte<br>13. Impulsos de suicidio<br>14. Concreción de la inclinación suicida<br>15. Pérdida del apetito<br>16. Pérdida de peso<br>17. Imposibilidad para trabajar<br>18. Libido<br>19. Sueños de autoaniquilación<br>20. Insomnio |
| *Nota:* se remite al lector a las páginas siguientes, donde se explica cada uno de los epígrafes. Cada cuestión ha de ser valorada de 0 a 4 puntos.<br>— La escala debe ser aplicada por alguien del equipo psicológico-psiquiátrico y valorada por esa misma persona.<br>— A partir de 30 puntos es necesario seguir un tratamiento médico.<br>— Una puntuación en torno a 50 indica un riesgo elevado autodestructivo. |

ESCALA DE ROJAS PARA VALORAR EL RIESGO DE SUICIDIO

**1. Estado de ánimo deprimido**

0. No me encuentro deprimido.
1. Me siento ligeramente deprimido, bajo de ánimo. No tengo ganas de nada.
2. Tengo bastante pena.
3. Estoy profundamente triste y abatido.
4. Tengo tal tristeza que ya no puedo más.

**2. Importancia para la vida**

0. Me siento capaz de realizar mi vida.
1. Me encuentro con pocas fuerzas y vigor para vivir.
2. Me veo con pocas posibilidades de salir adelante. Estoy cansado de la vida.
3. Soy impotente para llevar mi vida hacia delante. No tengo ganas de vivir.
4. No puedo seguir así. No tengo fuerzas para nada. Es imposible la vida.

**3. Diselpidia**

0. No me siento desesperado.
1. Estoy algo desalentado (decepcionado).
2. Estoy desmoralizado. Veo muy mal el futuro.
3. Tengo una gran desesperación. Es muy difícil salir de donde estoy.
4. Tengo una profunda desesperanza. Ya no puedo esperar nada mío ni de nadie.

**4. Inhibición de agresiones**

0. Cuando es necesario, manifiesto claramente mis reacciones agresivas y mi descontento por algo.
1. A veces contengo mis reacciones agresivas.
2. Suelo contener con frecuencia mis reacciones agresivas.
3. La mayoría de las veces me abstengo de protestar cuando me hacen algo desagradable.
4. Siempre inhibo (contengo) mi agresividad y me retraigo de protestar, sea lo que sea y ante quien sea.

**5. Aborrecimiento de sí mismo**

0. No me aborrezco.
1. A veces estoy descontento conmigo mismo.
2. Con bastante frecuencia reniego de mí mismo.
3. La mayoría de las veces me odio y desprecio.
4. Me detesto como persona.

**6. Llanto**

0. No lloro casi nunca.
1. A veces lloro.
2. Ahora lloro más de lo normal.
3. Me paso el día llorando.

**7. Sentimiento de culpa**

0. No me siento culpable.
1. A veces me siento culpable.
2. Muchas veces veo que tengo yo la culpa de todo.
3. Siempre pienso que es mi culpa, por mis errores.
4. Soy absolutamente culpable de todo, no tengo perdón.

**8. Sentimiento de fracaso**

0. No me siento fracasado.
1. A veces me siento fracasado.
2. Muchas veces me veo como una persona malograda y desengañada.
3. La mayoría de las veces tengo delante el infortunio y el fracaso de mi vida.
4. He fracasado en la vida y me encuentro absolutamente frustrado. No valgo nada.

**9. Plano cognitivo**

0. Percibo todo igual que antes. Mis observaciones, pensamientos, ideas y juicios son como han sido siempre. Me veo a mí mismo, a mi futuro y a lo que me rodea igual que siempre.
1. Últimamente lo que veo, mis recuerdos, mis pensamientos, mis juicios, son menos positivos. Me veo peor, al igual que mi futuro y todo lo que me rodea.
2. Noto que tengo menos capacidad para concentrarme, menos memoria; mis pensamientos son negativos y mis juicios, pesimistas. Todo lo percibo como problemático y difícil de superar.
3. Tengo grandes dificultades para concentrarme. Leo y no capto el contenido. Estoy muy abstraído. Me falla mucho la memoria. Mis pensamientos son tristes. Tiendo a fijarme solo en detalles negativos, a agrandar los problemas y a pensar en términos extremistas (blanco-negro, bueno-malo, amor-odio, útil-inútil, etc.).
4. Todo lo que veo, recuerdo o enjuicio es tremendamente triste. No puedo concentrarme en nada. Veo la vida negra, llena de obstáculos y sin sentido. Me siento vacío de todo y sin apoyo. Estoy en una situación límite.

**10. Aislamiento**

0. Me comunico y me relaciono igual que siempre.
1. Me cuesta más establecer relaciones, comunicarme, salir, distraerme.
2. Me cuesta bastante establecer relaciones.
3. Es muy difícil para mí tener relaciones sociales y paso el día solo y sin hablar con nadie.
4. Estoy solo, no puedo hablar con nadie, me es imposible comunicarme y relacionarme. Mi soledad e incomunicación son totales.

**11. Asertividad**

0. Tengo la misma habilidad social que siempre he tenido. Capto normalmente el compromiso de los demás y lo que significa; sé responder a los estímulos exteriores del mismo modo que siempre.

2. Tengo bastante menos habilidad social que antes. Me cuesta expresar opiniones contrarias a las que escucho. Me quedo un poco parado ante la gente. Me cuesta decir que no. He perdido bastante el contacto con los demás. Si tuviera que ponerme una nota en participación social, esta sería de aprobado bajo o suspenso alto.
3. Mis habilidades sociales han quedado reducidas al mínimo. Ante la gente me quedo sin saber qué hacer ni decir. Me es imposible decir que no. La relación con los demás se me hace imposible. Si tuviera que ponerme una nota en participación social, esta sería de suspenso.
4. Mis habilidades sociales son nulas. Jamás digo que no. Cuando estoy con gente no sé en absoluto lo que hacer ni decir. No tengo ningún interés en entenderme con los demás. Si tuviera que ponerme una nota en participación social, no tendría más remedio que ponerme un cero.

**12. Deseos de muerte**

0. No deseo morirme.
1. A veces deseo morirme.
2. Muchas veces pienso que sería mejor morirme.
3. Estoy deseando morirme. Yo así no puedo vivir.
4. Ya no puedo más. Esto es insoportable. Mi única ansia (deseo, aspiración) es morirme cuanto antes.

**13. Impulso suicida**

0. No tengo inclinaciones de hacer nada contra mí mismo.
1. A veces tengo ideas de hacerme daño.
2. Con bastante frecuencia tengo inclinaciones suicidas.
3. Siento fuertes y casi constantes arrebatos (empujones, presiones, incitaciones) suicidas.
4. Lo mejor para mí sería suicidarme, si tuviera fuerzas para ello.

**14. Concreción de la inclinación suicida**

0. No he tenido ideas de suicidio.
1. A veces he tenido ideas de suicidarme, pero sin pensar en hacerlo de verdad.
2. Bastantes veces he pensado en quitarme la vida e incluso cómo hacerlo.
3. Tengo permanentemente ideas de suicidio, he pensado mucho en cómo hacerlo.
4. Quisiera suicidarme y terminar de una vez. He pensado muchas veces en la forma de hacerlo.

**15. Pérdida del apetito**

0. Tengo el mismo apetito de siempre.
1. Últimamente he notado que tengo menos ganas de comer.
2. Tengo ahora bastante menos apetito que antes.
3. Tengo cada día menos apetito.
4. He perdido totalmente las ganas de comer.

**16. Pérdida de peso**

0. Peso igual que antes.
1. Creo que he perdido uno o dos kilos.
2. He perdido tres o cuatro kilos.
3. He perdido de unos cinco a siete kilos.
4. He perdido últimamente más de siete kilos.

**17. Imposibilidad para trabajar**

0. Puedo trabajar igual que antes.
1. A veces no puedo trabajar, se me han quitado las ganas.
2. Muchas veces me siento sin fuerzas para realizar mi trabajo habitual.
3. Estoy sin ninguna facultad para trabajar.
4. Soy incapaz de llevar a cabo ningún tipo de trabajo.

**18. Libido**

0. Siento que el sexo me atrae ahora igual que antes.
1. A veces me siento menos atraído hacia el sexo.
2. Veo que cada vez todo lo referente al sexo me interesa menos. Lo hago por cumplir con mi pareja, pero cada día con menos ganas.
3. La vida sexual no me dice nada, me es casi indiferente.
4. He perdido todo el interés por las cuestiones relacionadas con sexualidad.

**19. Sueños de muerte y aniquilación**

0. No he soñado últimamente con cosas de muertos, ni de nada por el estilo.
1. Últimamente, en alguna ocasión, he tenido sueños de muertos.
2. He tenido sueños en los que la gente que yo conocía moría. Eran angustiosos.
3. Sueño con mucha frecuencia que personas que conozco y que viven se mueren. Son sueños tristes. Otras veces sueño que me destruyo y que acabo conmigo.
4. Ahora siempre sueño con escenas en las que alguien a quien yo quiero o conozco se muere. Sueño continuamente que me mato, que me quito de en medio.

**20. Insomnio**

0. Duermo igual que siempre.
1. A veces, de tarde en tarde, duermo mal de noche.
2. Con bastante frecuencia duermo mal por la noche.
3. Casi siempre duermo mal de noche.

ESCALA DE IDEACIÓN SUICIDA –SSI–

01. *Deseo de vivir:*
- Moderado a fuerte (0)
- Débil (1)
- Ninguno (2)

02. *Deseo de morir:*
- Ninguno (0)
- Débil (1)
- Moderado a fuerte (2)

03. *Razones para vivir / morir:*
- Porque seguir viviendo vale más que morir (0)
- Aproximadamente iguales (1)
- Porque la muerte vale más que seguir viviendo (2)

04. *Deseo de intentar activamente el suicidio:*
- Ninguno (0)
- Débil (1)
- Moderado a fuerte (2)

05. *Deseos pasivos de suicidio:*
- Puede tomar precauciones para salvaguardar la vida (0)
- Puede dejar de vivir / morir por casualidad (1)
- Puede evitar las etapas necesarias para seguir con vida (2)

06. *Dimensión temporal (duración de la ideación / deseo suicida):*
- Breve, periodos pasajeros (0)
- Por amplios periodos de tiempo (1)
- Continuo (crónico) o casi continuo (2)

07. *Dimensión temporal (frecuencia del suicidio):*
- Raro, ocasional (0)
- Intermitente (1)
- Persistente o continuo (2)

08. *Actitud hacia la ideación / deseo:*
- Rechazo (0)
- Ambivalente, indiferente (1)
- Aceptación (2)

09. *Control sobre la actividad suicida / deseos de* acting out:
- Tiene sentido del control (0)
- Inseguro (1)
- No tiene sentido del control (2)

10. *Disuasivos para un intento activo (familia, religión, irreversibilidad):*
- Puede no intentarlo a causa de un disuasivo (0)
- Alguna preocupación sobre los medios puede disuadirlo (1)
- Mínima o ninguna preocupación o interés por ellos (2)

11. *Razones para el intento contemplado:*
- Manipular el entorno, llamar la atención, vengarse (0)

- Combinación de 0 y 2 (1)
- Escapar, solucionar los problemas, finalizar de forma absoluta (2)

12. *Método (especificidad / planificación del intento contemplado):*
    - No considerado (0)
    - Considerado, pero detalles no calculados (1)
    - Detalles calculados / bien formulados (2)
13. *Método (accesibilidad / oportunidad para el intento contemplado):*
    - Método no disponible, inaccesible. No hay oportunidad (0)
    - El método puede tomar tiempo o esfuerzo. Oportunidad escasa (1)
    - Método y oportunidad accesibles (2)
    - Futura oportunidad o accesibilidad del método previsto (2)
14. *Sentido de «capacidad» para llevar adelante el intento:*
    - No tiene valor, demasiado débil, miedoso, incompetente (0)
    - Inseguridad sobre su valor (1)
    - Seguros de su valor, capacidad (2)
15. *Expectativas / espera del intento actual:*
    - No (0)
    - Incierto (1)
    - Sí (2)
16. *Preparación actual para el intento contemplado:*
    - Ninguna (0)
    - Parcial (ej., empieza a almacenar pastillas...) (1)
    - Completa (ej., tiene las pastillas, pistola cargada...) (2)
17. *Nota suicida:*
    - Ninguna (0)
    - Piensa sobre ella o comenzada y no terminada (1)
    - Nota terminada (2)
18. *Actos finales en anticipación de la muerte (ej., testamento, póliza de seguros...):*
    - Ninguno (0)
    - Piensa sobre ello o hace algunos arreglos (1)
    - Hace planes definitivos o terminó los arreglos finales (2)
19. *Engaño / encubrimiento del intento contemplado:*
    - Reveló las ideas abiertamente (0)
    - Frenó lo que estaba expresando (1)
    - Intentó engañar, ocultar, mentir (2)

## *Corrección e interpretación de los resultados*

- Proporciona una cuantificación de la gravedad de la ideación suicida.
- La puntuación total se obtiene sumando todos los ítems. Esta puntuación puede oscilar entre 0 y 38.
- No existen puntos de corte propuestos. A mayor puntuación, mayor gravedad.